汉竹编著·健康爱家系列

舌诊图解速查大全

主编 **武建设**

江苏凤凰科学技术出版社

全国百佳图书出版单位

·南京·

图书在版编目（CIP）数据

舌诊图解速查大全 / 武建设主编 . — 南京 : 江苏
凤凰科学技术出版社 , 2022.9（2024.8 重印）
（汉竹·健康爱家系列）
ISBN 978-7-5713-2843-6

Ⅰ . ①舌… Ⅱ . ①武… Ⅲ . ①舌诊 – 图解 Ⅳ .
① R241.25-64

中国版本图书馆 CIP 数据核字（2022）第 047777 号

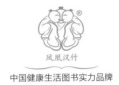

中国健康生活图书实力品牌

舌诊图解速查大全

主　　　编	武建设	
编　　　著	汉　竹	
责 任 编 辑	刘玉锋　黄翠香	
特 邀 编 辑	蒋静丽　张金柱	
责 任 校 对	仲　敏	
责 任 监 制	刘文洋	

出 版 发 行	江苏凤凰科学技术出版社
出版社地址	南京市湖南路 1 号 A 楼，邮编 : 210009
出版社网址	http://www.pspress.cn
印　　　刷	南京互腾纸制品有限公司

开　　　本	720 mm×1 000 mm　1/16
印　　　张	14
字　　　数	260 000
版　　　次	2022 年 9 月第 1 版
印　　　次	2024 年 8 月第 10 次印刷

标 准 书 号	ISBN 978-7-5713-2843-6
定　　　价	42.00 元

图书如有印装质量问题，可向我社印务部调换。

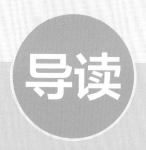

导读

　　你有没有发现，当你上火的时候舌头是红色的，而因为风寒患感冒的时候舌头是发白的？在生活中还会发现，肥胖的人大多舌头比较胖大且有齿痕，瘦小的人舌头一般也比较瘦，有的还发红。

　　其实，小小的舌头隐藏着身体的大秘密。舌头的颜色、大小、胖瘦等可以反映身体的健康状况，比如舌头发红，说明体内有热；舌头胖大有齿痕，说明身体内有痰湿聚集。这就是舌诊的魅力，通过观察舌头，可以分辨体质禀赋，测知五脏六腑的盛衰，并预测疾病的发展走向，是中医临床上一种简单、实用、有效的诊断方法。

　　本书通过对舌质、舌苔、舌形等内容的分析，教会大家快速辨认舌象。另外，还从不同体质、常见疾病等角度出发，分析典型舌象表现、舌象成因，并给出相应的中药方剂、饮食宜忌、穴位按摩等调养方案，让大家不仅可以学会看舌诊病，还能在家对症调理。

　　当身体不适时，不要着急，伸一伸舌头，学会望舌诊病，及时了解自己的身体状况，发现疾病征兆，防患于未然。

目录

第一章
舌诊入门，一点就通

什么是舌诊 / 2

舌诊是望诊的主要内容之一 / 2

舌诊的源流与发展 / 3

学习舌诊先认舌 / 6

舌的形态 / 6

舌的黏膜 / 6

舌的肌肉 / 7

舌的神经 / 7

舌的血供 / 7

舌诊与人体
——辨别疾病的根据 / 8

舌与经络联系密切 / 8

舌能反映出气、血、津液的营运变化 / 8

舌能反映出五脏六腑的病情变化 / 9

舌诊需要看什么 / 10

看舌的颜色 / 10

看舌的形状 / 10

看舌的灵活度 / 10

看舌下脉络 / 10

舌诊在疾病诊治
中的意义 / 11

分辨体质禀赋 / 11

判断正气盛衰 / 11

分析病位深浅 / 12

区别病邪性质 / 12

推断病势进退 / 13

推测病情预后 / 13

指导处方用药 / 13

舌诊的方法
及注意事项 / 14

舌诊的方法与顺序 / 14

舌诊的体位与姿势 / 14

舌诊的时间 / 15

舌诊时要注意光线的影响 / 15

饮食或药物会影响舌苔的颜色 / 15

季节、时间、年龄对舌象的影响 / 15

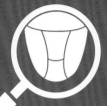

第二章
快速辨识舌象

望舌质 /18

舌的"神" /18
有神 /18
无神 /18

舌的颜色 /19
淡白舌 /20
红舌 /22
绛舌 /24
紫舌 /26
青舌 /28

舌的形状 /30
胖大舌 /30
瘦薄舌 /31
苍老舌 /32
娇嫩舌 /33
点刺舌 /34
齿痕舌 /35
光滑舌 /36
裂纹舌 /37

舌的状态 /38
强硬舌 /38
痿软舌 /38
颤动舌 /38
歪斜舌 /39
短缩舌 /39
吐弄舌 /39

舌的其他病变 /40
舌疔 /40
舌疮 /40
舌痈 /40
舌菌 /41
重舌 /41
舌衄 /41

望舌苔 /42

望苔质 /42
薄厚苔 /42
润燥苔 /43
腐腻苔 /44
真假苔 /45
剥落苔 /46
偏全苔 /47

望苔色 /48
白苔 /48
黄苔 /49
灰苔 /50
黑苔 /51

望舌纹 /52

望舌纹的意义 /52
舌纹的种类 /52
多点纹 /52
悬针纹 /52
"丰"状纹 /52
"人"状纹 /53
"王"状纹 /53
通天纹 /53
满舌纹 /53

望舌脉 /54

望舌脉的意义 /54
如何望舌脉 /54
舌脉之神 /54
舌脉之色 /54
舌脉之形 /54

察舌觉 /55

察舌觉的意义 /55
舌的味觉 /55
舌苦 /55
舌酸 /55
舌辛 /56
舌咸 /56
舌甘 /56
舌淡 /56

舌的感觉 /57
舌热 /57
舌痛 /57
舌麻 /57
舌胀 /57
舌涩 /57
舌痒 /57

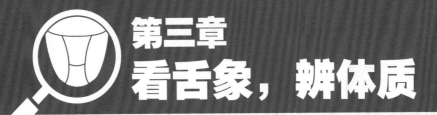

第三章
看舌象，辨体质

伸伸舌头，快速自测体质 / 60

分清阴阳助舌诊 / 61

气虚体质 / 62

胖大瘀点舌——气虚血瘀 / 64

暗红舌，薄腻苔——正气亏虚 / 65

胖嫩镜面舌——脾气阴两虚 / 66

暗淡舌——气阴双亏 / 67

胖淡舌，白苔——脾肺气虚 / 68

齿痕胖淡舌，白苔——脾胃虚弱 / 69

淡薄舌，白苔——肺肾气虚 / 70

暗红舌，黄腻苔——痰湿瘀滞 / 71

瘦小舌，薄腻苔——肝肾亏虚 / 72

暗淡舌，黄腻苔——脾肺两虚 / 73

淡白舌，薄白腻苔——气血两虚 / 74

胖大舌，薄白苔——脾气亏虚 / 75

阳虚体质 / 76

淡白胖嫩舌，滑苔——脾胃虚寒 / 78

胖淡舌，边有齿痕——脾肾虚弱 / 79

胖淡舌，白腻苔——寒湿内停 / 80

胖淡舌，嫩舌——脾肾亏虚 / 81

胖嫩舌，白滑苔——虚证、寒证 / 82

齿痕舌，薄白腻苔——脾肾阳虚 / 83

阴虚体质 / 84

裂纹舌，干苔——风阳伤阴 / 86

瘦红舌，舌苔散状分布——肝肾阴虚 / 87

鲜红舌，少苔——阴虚火旺 / 88

裂纹红绛舌——内热伤阴 / 89

淡红镜面舌——气阴两虚 / 90

地图舌——胃阴亏虚 / 91

裂纹舌，白厚腻苔——肝郁脾虚 / 92

裂纹舌，黄厚腻苔——肝肾阴虚，气滞血瘀 / 93

瘦红舌，黄腻苔——肝火旺，有胃热 / 94

深红瘀点舌，薄苔——阴虚内热兼血瘀 / 95

红舌，糙苔——脾肾阴虚 / 96

镜面舌，细裂纹——胃阴亏虚 / 97

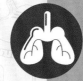

痰湿体质 / 98

齿痕舌，白厚腻苔——湿气重，有瘀热 / 100

暗红舌，薄黄腻苔——脾虚痰瘀 / 101

胖嫩舌，白厚腻苔——脾胃虚弱 / 102

胖淡舌，黄腻苔——脾虚有痰湿 / 103

胖大白腻舌——痰湿凝聚 / 104

胖淡舌，白腻苔，有齿痕——痰浊中阻 / 105

暗紫颤舌，黄厚腻苔——脾虚痰湿兼血瘀 / 106

暗紫舌，黏腻苔——肝郁痰阻 / 107

湿热体质 / 108

紫舌，黄厚腻苔——痰热肝郁 / 110

淡白舌，薄黄腻苔——湿热兼瘀 / 111

裂纹胖红舌，齿痕舌——湿热蕴结 / 112

暗淡舌，灰黄腻苔——久积痰湿 / 113

红舌，薄腻苔——湿热内蕴 / 114

胖大齿痕舌，深黄腻苔，有裂纹——下焦湿热重 / 115

暗红舌，黑燥苔——肝胆实热 / 116

瘦红舌，黄厚腻苔——湿热较重 / 117

齿痕舌，薄黄腻苔——下焦湿热，脾虚肝郁 / 118

暗红舌，黄厚苔——脾虚肝旺 / 119

血瘀体质 / 120

裂纹暗红舌，黄腻苔——痰瘀伤阴 / 122

暗紫苍白舌——瘀毒内结 / 123

胖大瘀点舌，白腻苔——血行不畅 / 124

青紫瘀斑舌——气血瘀滞 / 125

暗紫舌，有瘀斑瘀点——心血瘀阻 / 126

暗红齿痕舌，舌下瘀滞——气滞血瘀兼湿热 / 127

暗紫舌，舌边有瘀点——瘀血阻络 / 128

暗红舌，薄白苔——体内有瘀热 / 129

暗红舌，舌尖红，舌下瘀滞——气滞血瘀 / 130

暗淡胖大舌——气滞血瘀 / 131

气郁体质 / 132

暗胖舌，水腻苔——气郁痰湿 / 134

胖大齿痕舌，白厚腻苔——肝脾湿浊壅滞 / 135

暗红舌，黄厚腻苔——气滞痰瘀 / 136

暗红舌，黏腻苔——肝郁风痰 / 137

胖大淡红舌，有裂纹、齿痕——肝郁脾虚 / 138

胖大舌，白厚苔——气郁痰瘀，血脉不畅 / 139

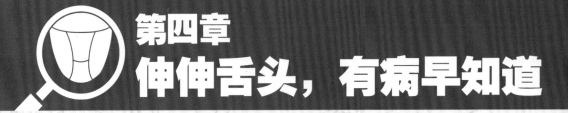

第四章
伸伸舌头，有病早知道

呼吸系统疾病 / 142

感冒 / 142

急性气管炎与支气管炎 / 144

慢性支气管炎 / 146

支气管扩张 / 147

支气管哮喘 / 148

肺炎 / 150

消化系统疾病 / 152

胃下垂 / 152

消化性溃疡 / 153

慢性胃炎 / 154

便秘 / 156

脂肪肝 / 158

肝硬化 / 159

痔疮 / 160

心脑血管疾病 / 162

慢性心功能不全 / 162

心律失常 / 164

慢性肺源性心脏病 / 166

心绞痛 / 167

脑血栓形成 / 168

结缔组织疾病 / 170

贫血 / 170

类风湿性关节炎 / 172

代谢疾病 / 174

糖尿病 / 174

高脂血症 / 176

单纯性甲状腺肿 / 177

肥胖症 / 178

痛风 / 180

神经系统疾病 / 182

三叉神经痛 / 182

坐骨神经痛 / 183

神经衰弱 / 184

头痛 / 186

妇科疾病 / 188

乳腺增生症 / 188

盆腔炎 / 189

月经不调 / 190

闭经 / 192

痛经 / 194

男科疾病 / 196

前列腺炎 / 196

前列腺增生 / 197

早泄 / 198

遗精 / 200

阳痿 / 202

运动系统疾病 / 204

颈椎病 / 204

急性腰扭伤 / 206

股骨头缺血性坏死 / 207

腰椎间盘突出症 / 208

骨质疏松症 / 210

风湿性关节炎 / 212

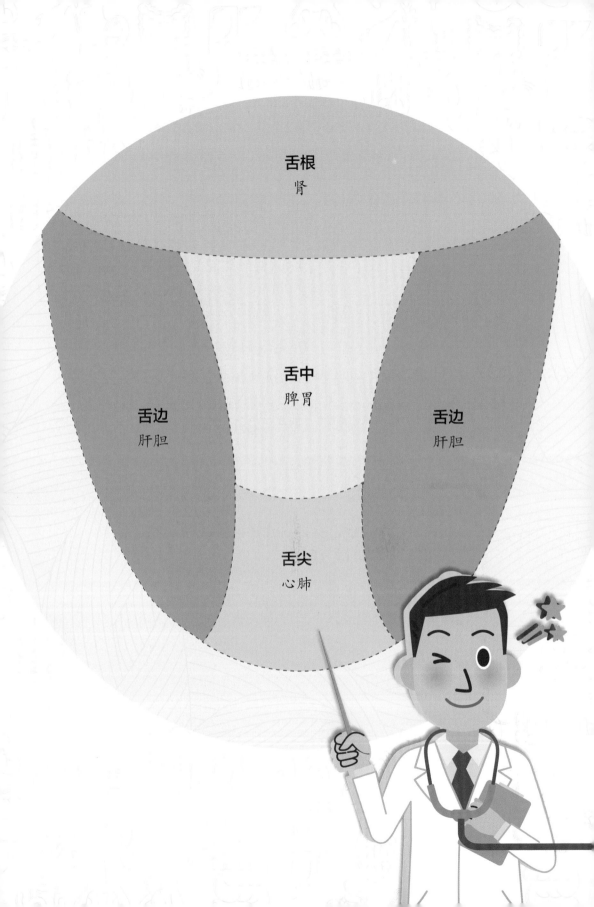

第一章

舌诊入门，一点就通

舌诊是一种通过观察舌象来诊断疾病的方法。掌握舌诊，可以及早发现身体的异常情况，达到未病先防的目的。

本章主要围绕舌诊的基础知识展开，通过介绍舌诊的历史、原理，分析舌头的结构，学会舌诊的技巧和方法，为学会如何看舌象打下良好的基础。

什么是舌诊

舌诊又称"望舌"，是中医四诊（望、闻、问、切）之首——"望诊"的主要内容之一。舌诊包含舌质、舌苔等方面的诊断观察。

舌诊是望诊的主要内容之一

舌诊是一种通过观察舌头现象来了解身体的生理状况与病理变化的诊断方法，基本的原理是透过经络的联系与传输，脏腑的部分状况会反映于舌头，舌头可谓是五脏六腑的"投影"，所以可以通过观察舌象来诊断身体的健康状况。

首先，通过观察舌质的颜色可推测脏腑病理变化的情况。例如，患有呼吸系统疾病的人舌头多呈现绛红色，而患有循环系统疾病的人舌头多呈现紫蓝色。其次，舌苔的变化以消化系统疾病较为明显。例如，单纯性消化不良的舌苔多为黄厚苔，身体脱水时多为干苔。所以，从舌诊所获得的观察信息，可协助病情诊断、病程判断、预后评估，也可作为中医临床辨证分型的依据。另外，舌诊也是一种简单易行且实用的诊断方法，中医零基础的人也可以学会。

舌诊的源流与发展

舌诊有着悠久的历史，古今中医工作者都对它非常重视。下面为大家简单梳理一下舌诊的发展历程，以便大家更好地学习舌诊。

据史料记载，舌诊的起源可追溯至 3000 多年前的殷商时代，在殷墟出土的甲骨文上记载有"贞疾舌，枼于妣庚"，讲的是武丁患舌部疾病，求其先母妣庚赐其治愈的故事，这应该是关于舌部疾病较早的文献资料。

殷商

到了春秋战国时期，有了中医学史上第一部记载舌诊的著作《黄帝内经》，此书中记载舌的相关内容有 60 多条。其中《黄帝内经·灵枢》部分以舌的解剖生理论述为主，如《肠胃篇》记载"舌重十两，长七寸，广二寸半"；《忧恚无言篇》记载"舌者，音声之机也"；《五阅五使篇》记载"舌者，心之官也"。而《黄帝内经·素问》部分则以舌的病理变化论述为主，如《刺热篇》记载"肺热病者……舌上黄"；《诊要经终论篇》记载"厥阴终者……甚则舌卷，卵上缩而终矣"。

春秋战国

东汉时期，张仲景的《伤寒杂病论》中对三阳病与六腑病的判断，其重要的根据是对舌苔变化的观察；而对三阴病与五脏病的分析，则会留意观察舌苔、舌形、舌质、舌味觉等。"舌上胎"一词也于此书中首次出现，并成为后世舌诊学中"舌苔"词汇与概念的发展基础。

东汉

晋朝皇甫谧的《针灸甲乙经》中记载了使用针灸来治疗舌缓、重舌、舌不能言、舌下肿、舌纵、口臭等病症，这是舌诊史料上运用针灸方法治疗舌病的首创。

魏晋

隋朝巢元方的《诸病源候论》是一部论述病源的专著，其中也有舌、经络、脏腑等相互联系的论述。《诸病源候论·噤黄候》记载"若身面发黄，舌下大脉起青黑色，舌噤强，不能语，名为噤黄也"。这其中表明了对舌下脉络的观察，也成为舌下望诊的较早记载。

隋朝

唐朝孙思邈的《千金要方》总结了唐朝以前的中医学成就，在中医学界影响深远，还流传至日本和朝鲜，其中的《舌论篇》更开启了关于舌诊专论的先河。

唐朝

现存较早的舌诊专著《敖氏伤寒金镜录》，简称《伤寒金镜录》，问世于元朝，作者杜清碧，是一部诊断学著作。此书将舌象区分为轻、重、缓、急、虚、实、寒、热8个证型，并针对各证型来论证，提出治则与方药。在敖氏原本12幅舌苔图谱的基础上，杜清碧以临床经验汇总增加至36幅，此书是中国现存较早的一部图文并用的验舌专书，对舌诊的发展起到了承前启后的作用。

元朝

明清时期兴起的温病学派相当注重舌象诊治温病的临床应用。清初戴天章以明末吴又可的《温疫论》为基础，发展出以分辨舌象来区别温疫与伤寒的理论。清中期，叶天士提倡温热病的辨舌规律，包括辨舌苔和舌质两方面，并将舌诊与卫气营血、三焦辨证紧密结合，如白苔主卫分，黄苔主气分，舌质绛红色是病邪由卫气入营的特征之一。由舌诊可得知病邪属性、津液盈亏、病位浅深等，这使得舌诊成为温病辨证论治的主要客观依据。此时舌诊已达到蓬勃发展的阶段。

明清

进入20世纪，舌诊的发展着重于医术典籍的整理与分析，并运用西方医学的解剖生理学等知识，来阐明中医舌诊的原理。近年来，舌诊的黑白绘和照片也改为彩色，继而电脑信息和科学技术也被应用于舌诊内容和舌头影像的拍摄、制作、储存、临床诊断、教学、研究等。至此，舌诊的发展又进入了一个新纪元。

现当代

学习舌诊先认舌

舌为人体的重要器官之一，位于口腔之中，附着于口腔底、下颌骨和舌骨，主要由黏膜、肌肉、神经、血管组成。舌能够灵活自如地活动，同时具有感受味觉、搅拌食物、参与发声的功能。

舌的形态

舌分上下两面，舌的上面称为"舌背"，下面称为"舌底"。

舌背上"人"字状的界沟将舌分为前2/3的舌体和后1/3的舌根。舌体前端较为狭窄处称为"舌尖"；舌体的中间部分称为"舌中"；舌体后部、"人"字状界沟之后的部分称为"舌根"；舌的两边部分称为"舌边"。舌体的正中有一条纵行的沟纹，称为"舌正中沟"。正常情况下，伸舌时，看到的是舌体，这是舌诊的主要部位。

舌底的正中有一条纵行的黏膜皱襞，从舌的下面连接于口腔底的前部，称为"舌系带"。在舌系带两侧各有一条平行的锯齿状小皱襞，称为"伞襞"。在舌系带与伞襞之间，隐约可见淡紫色的舌下静脉，简称"舌脉"。

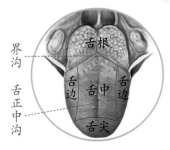

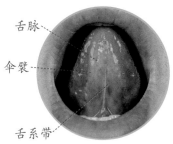

舌背、舌底结构图

舌的黏膜

舌的黏膜覆于舌的表面，呈淡红色。人体内各系统、脏腑的状况均可在舌黏膜上反映出来。

舌背黏膜表面布有密集的小凸起，即舌乳头，呈鹅绒状。舌乳头按其形态、大小和分布部位的不同，可分为丝状乳头、菌状乳头、轮廓乳头和叶状乳头4种。

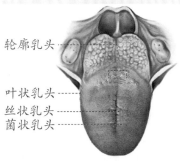

舌乳头分布图

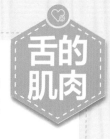

舌的肌肉是舌的重要组成部分，分为舌内肌和舌外肌。

舌内肌是起、止均在舌内的肌肉，分为舌纵肌、舌横肌和舌垂直肌3种：①舌纵肌，收缩可使舌变短卷曲；②舌横肌，收缩可使舌变窄变厚；③舌垂直肌，收缩可使舌变宽变薄。

舌外肌是起于舌外、止于舌内的肌肉，包括颏舌肌、舌骨舌肌、茎突舌肌和小角舌骨肌4种：①颏舌肌，起于下颌体后面的颏棘，止于舌中线两侧，收缩时引舌向前方，即伸舌；②舌骨舌肌，起于舌骨，止于舌侧部，收缩时引舌向下方；③茎突舌肌，起于颞骨茎突，止于舌骨体和舌骨大角连接处，收缩时引舌向上后方；④小角舌骨肌，起于舌骨小角，分散于舌体，收缩时引舌向上后方。

综上所述，只有舌内肌和舌外肌相互配合，舌才能灵活运动。

舌的运动、舌的一般感觉和味觉由舌的神经支配。

● 舌的运动（包括全部舌内肌、舌外肌的运动）均由舌下神经的运动纤维管理。

● 舌的感觉（一般感觉，如触觉、温觉）由舌神经及舌咽神经的一般感觉纤维管理。舌神经是三叉神经第三支下颌神经的分支之一，分布于舌背黏膜。舌咽神经的一般感觉纤维分布于舌根黏膜。

● 舌的味觉由鼓索神经及舌咽神经的味觉纤维管理。鼓索神经是面神经的一个分支，内含副交感纤维和味觉纤维，味觉纤维随舌神经分布于舌前2/3味蕾。舌咽神经的味觉纤维分布于轮廓乳头的味蕾。

此外，尚有迷走神经的分支喉上神经的喉内支，分布在舌根和会厌的小部分，司味觉及一般感觉。器械、压舌板或异物刺激舌根，常引起恶心甚至呕吐，这与通过迷走神经传入纤维引起呕吐反射中枢的兴奋有关。

舌下络脉和细络的变化与舌的血供情况密切相关。舌的血供也即舌的血管，主要分为舌动脉和舌静脉。舌动脉是舌血供的主要血管，沿途会分出舌背动脉、舌骨支、咽下缩肌支等。而舌静脉主要位于舌下面，是中医舌诊观察的主要血管。观察舌动脉和静脉的颜色变化，也即血供情况，可以作为舌诊的一个诊断依据。

舌诊与人体
——辨别疾病的根据

众所周知，舌为消化系统的一部分，可为什么能察舌诊病呢？中医认为，舌好似人体外露在表的脏器，是观察内藏于里的脏腑的窗口。这种表里、内外之间存在着特殊的有机联系。

舌与经络联系密切

经络包括经脉和络脉两部分，经脉是经络系统的主干，是气血出入脏腑，周流全身的主要通道。络脉是经脉的分支，密布全身。其中，舌为脾之外候，舌苔是由胃气蒸发谷气上承于舌面而成，足太阴脾经连舌本、散舌下；肾藏精，足少阴肾经挟舌本；足太阳膀胱经筋结于舌本；舌为心之苗窍，手少阴心经之别系舌本；手少阳三焦经的经筋（分支末梢）多与舌体相联结。

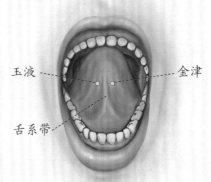

舌下结构示意图

此外，舌系带两侧的静脉上，有两个经外奇穴，左称金津，右称玉液。这两个穴位与津液（这里指唾液）分泌有关，使舌与口腔保持滋润和清洁。舌体通过经络与体内脏腑和体表组织保持密切的联系，当病邪侵犯人体，使生理功能异常时，各种疾病信号就会传递到舌体，并在舌上出现各种变化，因此观察舌象可以了解人体内部的病情变化。

舌能反映出气、血、津液的营运变化

舌与气、血、津液的关系，是建立在舌与经络、脏腑关系的基础之上的。舌依赖经络、脏腑的正常生理活动为之提供气、血、津液等营养物质。气、血、津液的分布、贮藏、代谢或运行于舌与脏腑当中，支撑着它们各自的功能活动，并使它们之间能够密切配合，相互协调，共同完成人体的各种生理活动。因此，脏腑功能的好坏，可从气、血、津液的生成、运行、输布、贮藏和代谢状况等诸方面来判断，无论上营于舌，还是失营于舌，都可在舌头上得到反映。

舌能反映出五脏六腑的病情变化

中医一般将整个舌体分为4个部位，分别是舌尖、舌中、舌根和舌边（舌的两边），这些部位又分别对应着不同脏腑。例如，舌尖相应于心肺，心肺疾病可观舌尖处；舌中相应于脾胃，脾胃疾病可观舌中央；舌边相应于肝胆，肝胆疾病可观舌边；舌根相应于肾，肾脏疾病可观舌根部。此外，舌下的脉络在循环功能发生障碍时，变化也会非常明显。

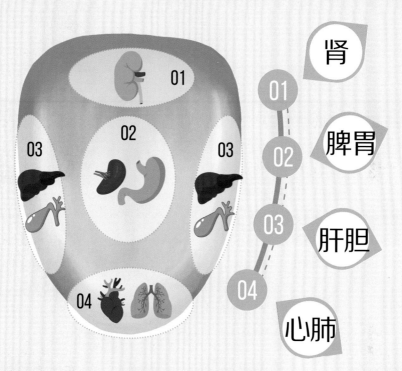

肾

脾胃

肝胆

心肺

01 舌根

舌根相应于肾。中医里的肾是对整个内分泌和生殖系统及部分骨骼系统等形态与功能的概括，这并不是单指肾脏。肾的功能主要体现在泌尿系统、牙齿、骨骼以及毛发等方面。

02 舌中

舌中相应于脾胃。中医里的脾胃不单指脾脏和胃，不仅涵盖了现代医学的消化系统，并且与神经系统、内分泌系统、免疫系统、运动系统也有一定的联系。中医认为，脾胃为后天之本，具有接收和消化食物的功能。

03 舌边

舌边相应于肝胆。肝胆是人体的重要脏器，司理周身气血的调节、胆汁的分泌与排泄、肌肉关节的屈伸、情绪的变动等。自主神经的调节、大脑及周围神经系统、眼睛以及视神经等都与肝胆的功能相关。

04 舌尖

舌尖相应于心肺。舌与心的关系较为密切。中医认为"舌为心之苗"，而舌尖是心的功能及有关状况的外在表现，心的虚实和病变，能够从舌尖上反映出来。而中医里的肺包含整个呼吸系统以及鼻和皮肤等。

舌诊需要看什么

在对舌诊有了初步认识之后，大家可以通过观察舌的颜色、形状、灵活度以及舌下脉络来进一步了解身体状况。

看舌的颜色

舌头在正常状态下的颜色为淡红或浅粉红色。如果气血不足，舌头颜色就会变白、变浅；上火时舌头颜色就会变红、变深；病情较重时舌头颜色就会出现紫色、青色等异常的颜色。

看舌的形状

理想状态的舌头是大小适中、厚薄适度、灵活有力的。生病时的舌头可能会变大，舌头两边会出现牙齿状痕迹，或者舌面出现斑点、瘀点，舌乳头明显，出现裂纹等症状。

看舌的灵活度

正常的舌头动作灵活，说话时也很流利。当生病的时候，舌头就会变得迟钝，有时候甚至会不由自主地颤抖，从而造成说话口齿不清，或者舌头从口中伸出时弯曲。

看舌下脉络

舌下有两条静脉血管。正常状态时，两条静脉隐约可见，或完全看不出来。但当身体有瘀滞或气血循环不畅的时候，舌下的青筋就会非常明显。

舌诊在疾病诊治中的意义

　　舌诊作为一种分辨人体功能状态的独特诊法，有其丰富的科学内容。裸露的舌象变化迅速而明显，能灵敏地反映病情变化，并客观地反映人体的内在情况。它已成为临床诊病必不可少的客观依据，对分辨体质禀赋、判断正气盛衰、分析病位深浅、区别病邪性质、推断病势进退、推测病情预后及指导处方用药，都有着十分重要的意义。

分辨体质禀赋

　　人体生理功能和形态结构都是以物质代谢为基础的，人的生命现象是构成人体的生命物质新陈代谢的结果，各种体质类型也基于代谢特征，尤以能量代谢为重。舌象是人体新陈代谢的体现，所以根据舌象可以分辨体质禀赋。

　　舌体阔厚平坦，舌色淡红，舌苔（舌背上的一层苔状物）滑，苔色白或微黄者，体质多强壮；而舌体尖薄，边尖多红，或紫或有齿痕，甚至舌边屈曲如锯齿形，舌中苔少或无苔者，体质多虚弱。

判断正气盛衰

　　正气的盛衰能明显体现于舌象。判断正气的盛衰，主要观察舌色的变化，舌质、舌苔的润燥及舌苔的厚薄与有无。气血旺盛则舌色红润；气血虚衰则舌色淡白。津液充足则舌质、舌苔滋润；津液不足则舌干苔燥。

分析病位深浅

　　一般从病位（病变部位）上看，身体的皮毛、经络相对为外，外有病属表，病较轻浅；脏腑、骨髓相对为内，内有病属里，病较深重。疾病的诊断应分辨病位的表里，对于外感病来说，其意义尤为重要。因为内伤杂病一般属于里证的范畴，分辨病位的表里意义不大，而外感病则往往具有由表入里、由浅而深的传变发展过程，所以，表里辨证是对外感病发展阶段的基本判断。

　　在外感疾病中，舌头通常足以反映病位的深浅。舌润而无苔，或见薄白苔，多为疾病初期，邪入尚浅，病位在表；苔黄而厚，多为病位较深，病邪入里；苔黄而带白，属表邪未尽；微黄而苔薄，属病邪尚浅；正黄而糙涩，属邪已入腑。简单而言，白苔主表，黄苔主里；薄苔主表，厚苔主里；白而薄者是表证的初起阶段，白而厚者则说明病位已入里。

区别病邪性质

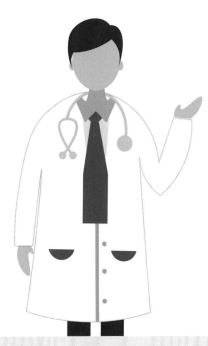

　　不同性质的邪气，在舌象上都能有所反映。由于邪气与胃气搏聚而成苔，所以辨别病邪的性质以望舌苔为主。

　　舌苔白而薄，多为外感风寒之邪；苔薄白而干，多为外感风热之邪；舌淡苔白滑，多为寒邪；舌红苔黄，多为热邪；舌红少津，多为燥邪；舌苔滑腻，多为湿邪；舌苔黏腻，多为痰凝；舌紫暗或有斑点，多为瘀血；舌苔腐腻，多为食积。故凡此风、寒、热、燥、湿、痰、瘀、食诸种病邪，无论是舌苔还是舌质的变化，都有征象可验。

推断病势进退

病势进退是指疾病向好的或坏的方向转化。

舌苔的变化反映正邪的消长与胃气的强弱，舌质的变化反映脏腑气血的盛衰。所以，从舌象的变化可以推断病情进退。

舌质不发生明显变化，而舌苔由少变多，由薄变厚，由疏变密，由舌尖而渐至舌根，不论其苔色如何，说明邪气渐盛，主病进；反之，舌苔由多变少，由厚变薄，由密变疏，由舌根渐及舌尖，则说明正气渐复，主病退。换言之，无论何种舌苔，凡由清变浊，由松变紧，由散变聚，说明病进；反之，说明病退。

推测病情预后

凡舌的神、色、形、态无大的异常变化，表明正气尚存，预后较好，即使病情较重，仍有转机。反之，若出现舌的神、色、形、态败坏，则提示脏气衰竭，预后不良。即舌荣有神，舌面薄苔，舌态正常者，为邪气未盛，正气未伤，正气尚能与邪气抗争，预后较好；舌质枯晦，舌苔无根，舌态异常者，为正气亏虚，胃气衰败，病情多凶险。

指导处方用药

临床实践中，舌诊有很好的指导辨证用药的价值。如风温初起，外邪袭表，苔薄为邪在卫分，可用辛凉宣透的银翘散或桑菊饮。苔若转成纯黄白时，为邪入气分，同时伴有大热、大渴、大汗等症者，可清气分之热，用辛寒清气的白虎汤。一旦舌色变成红绛，表明邪热已深入营分，可用清营透热的清营汤。又如温病初起，舌苔白而少津者，宜用杏仁、桔梗、牛蒡子之类宣肺润津，以解邪热之束缚；桑叶、瓜蒌皮之类轻清以祛燥热；栀子、连翘，微寒微苦，以泻热存津。

舌诊的方法及注意事项

舌诊的方法与顺序

　　舌诊时以望诊为主,如望舌体、望舌苔、望舌脉。除望诊外,还需结合其他的诊察方法,如通过问诊来了解舌上味觉的变化情况、舌部的异常感觉以及舌体的灵活性;通过闻诊来了解语言是否清晰,有时还需结合触、摸、揩、刮等手段来进行舌诊检查。

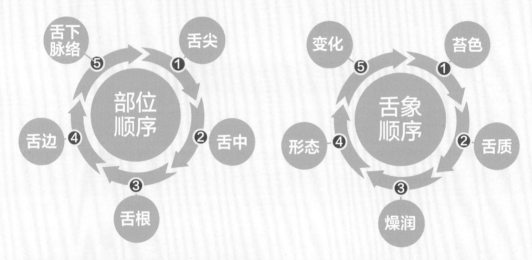

舌诊的体位与姿势

　　望舌时,医者姿势应略高于患者,以便俯视口舌部位。患者宜采取正坐姿,如果患者病情严重,也可采用半坐位、仰卧位或侧卧位。

　　观察舌体、舌苔时,要求患者张口,自然伸舌,舌头放松,舌面平展,舌尖自然下垂,让舌体充分暴露。伸舌时不能用力过度,也不能让舌头长时间保持伸长的状态。如果舌诊时间较长,可稍微休息后再重新观察。

　　观察舌脉时,要求患者尽量张口,将舌体向上颚方向翘起约成 45° 角,舌尖轻抵上颚,舌体保持自然松弛,使舌下脉络自然显露。

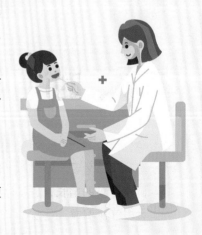

舌诊的时间

　　舌诊一般没有固定的时间要求，不过在患者空腹、静卧、情绪安静的状态下舌诊结果相对比较准确，所以舌诊以早晨为宜。此时机体处于安静状态，阴阳之气相对平衡，经络营运的气血调和而均匀，饮食未进，口腔内未因饮食的咀嚼影响而发生改变，故此时段进行舌诊能比较真实地反映机体生理、病理方面的变化情况。

舌诊时要注意光线的影响

　　舌诊时，要保持光线柔和明亮，舌头面向光亮处，使光线直射舌面。尽量不要使用有色光，并注意四周墙壁、玻璃、窗帘的反射光。如果因某些原因不能当面诊断，进行视频会诊用手机拍照时，不要用"美颜"或"滤镜"功能。

饮食或药物会影响舌苔的颜色

　　日常生活中，许多食物、药物会影响舌苔的颜色，造成假苔，如使用肾上腺皮质素、甲状腺素时，舌质会变红；使用抗生素时，舌苔会出现黄褐色或灰黑色；食用黄瓜、桔子等蔬菜或水果，舌苔可能被染成绿色或黄色；食用花生、牛奶可能会造成苔厚白腻。

季节、时间、年龄对舌象的影响

　　正常的舌象会随着季节、时间的变化而变化。夏季湿热较重，舌苔就容易变厚，颜色淡黄；而冬季严寒，舌常湿润。一天昼夜交替，舌象也会有所不同，晨起舌苔略厚，色暗滞；进食之后舌象会恢复红润薄白。

　　随着年龄的增长，舌象也会发生变化。儿童稚嫩，生机旺盛，舌象就显得鲜活娇嫩；老人大多气血偏虚，肾亏脾弱，舌多裂纹、少苔或无苔。

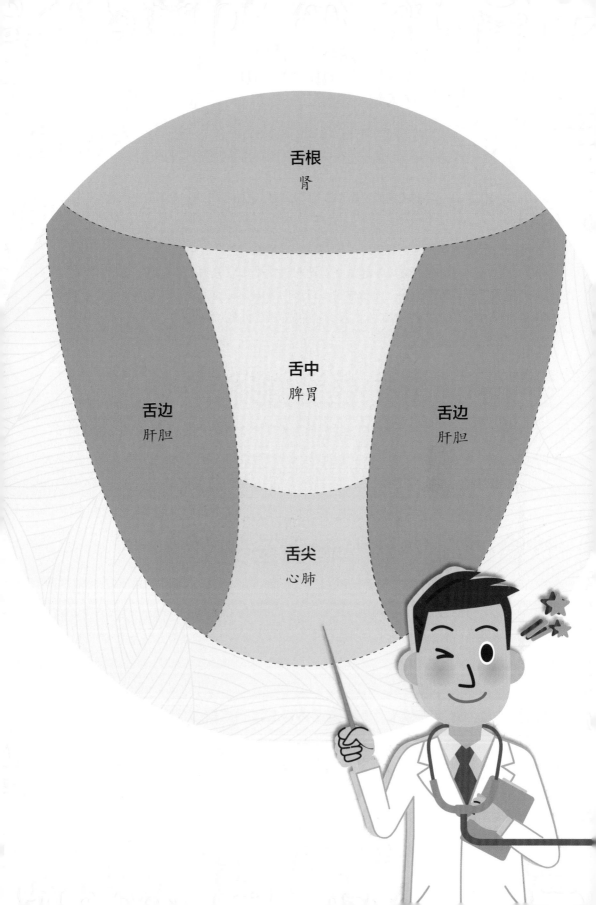

第二章

快速辨识舌象

光看舌头，为什么就能看出身体出现的问题？看舌头，到底在看些什么呢？人正常的舌头是"淡红舌，薄白苔"，并且看起来红润饱满，如果不是这种舌象特征，比如舌头发红、发白、有齿痕，或者有很多裂纹，都是异常舌象，反映身体出现了异常情况。

本章从舌质、舌苔、舌纹、舌脉等几个方面对舌象进行详细分析，让读者通过观察舌头的颜色、形态等几方面来了解舌象反映的病理信息，从而及时、快速地了解自己的身体状况，在日常生活中非常实用。

望舌质 ▸

舌质又称"舌体"，是舌的肌肉脉络组织，包括血管、神经等组织。望舌体主要观察舌神、舌色、舌形、舌态4个方面的变化，以候脏腑虚实，气血盛衰。无论舌体如何变化，无不外乎神、色、形、态4个方面的变化。

舌的"神"

舌神指的是舌的神气，根据舌体的荣枯和灵动情况，望舌神可分为有神和无神。

有神

有神舌润泽，有生气，有光彩。凡红润鲜明，运动灵敏，津液充足，生机勃勃，为有神。病易愈，属善候。

无神

无神舌枯晦，无生气，无光彩。凡晦暗无光，运动失灵，津液枯竭，死气沉沉，为无神。病难愈，属恶候。

临床上凡舌色红活明润，无论出现何种苔色，多属病情轻浅，预后良好；若舌无血色、枯晦暗淡，不论有苔无苔，全无神气者，病多危重，预后险恶。故舌有无神气，反映了脏腑、气血、津液的盛衰，关系到疾病预后的凶吉。另外，有无胃气，也是判断有神与否的一个方面。有胃气则舌柔和，无胃气则舌死板。

舌的颜色

　　舌色指舌质的颜色。舌色一般可分为淡白、淡红、红、绛、紫、青几种，实质上可以分为两大类：淡白、淡红、红、绛是一类，是红色由浅淡到深浓的几个档次；紫、淡紫、淡青、青是一类，是红色成分渐少、青色成分渐多的几个档次。

为什么望舌色可以诊病

　　正常舌色多呈淡红色，这是由于舌为一肌性器官，其细胞胞浆内含有肌红蛋白，肌间结缔组织内含有大量的毛细血管，血供十分丰富，其血色透过白色透明的舌黏膜面而呈淡红色。当生病时，血液成分或浓度便会改变，或舌黏膜上皮出现增生肥厚或萎缩变薄，舌的颜色就会发生改变。因此，健康人的舌色一般为淡红色，其余颜色为主病之色。

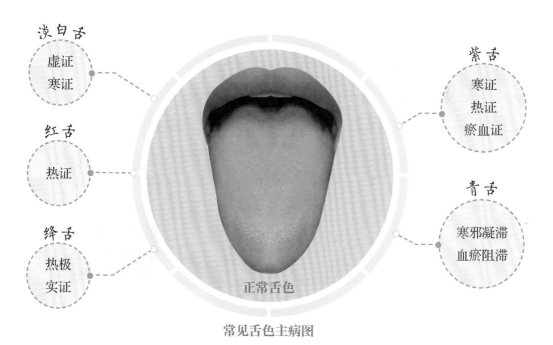

淡白舌
虚证
寒证

红舌
热证

绛舌
热极
实证

紫舌
寒证
热证
瘀血证

青舌
寒邪凝滞
血瘀阻滞

正常舌色

常见舌色主病图

淡白舌

舌色淡红，舌浅淡，白多红少，甚至全无血色者，称为淡白舌。淡白舌属于机体虚证、寒证之舌象。淡白舌根据舌苔的有无，病情有轻重之分，若舌体常有舌苔者，说明病情较轻；若舌瘦无苔而枯萎者，说明病情较重。

淡白舌如何调理

淡白舌的调理应以补气血为主要原则。

淡白湿润舌

体质虚寒

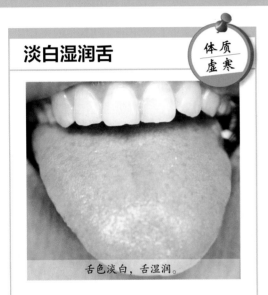

舌色淡白，舌湿润。

淡白湿润舌象常见于内科杂病，外感病较少见。这一类舌象的患者不宜使用寒凉药物。

舌象特征： 舌色比正常舌浅淡而呈淡白色，舌上湿润。

舌象主病： 主虚证。淡白湿润舌兼口唇色淡，常见于贫血、营养不良等病；淡白湿润舌且津液较多，常见于慢性肠炎、慢性肾炎，以及心功能不全引起的心悸、气短等。

淡白少津舌

阳气虚弱

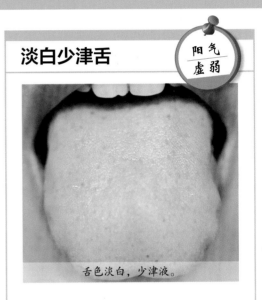

舌色淡白，少津液。

此舌象是阳虚的表现，阳气虚损，不能生化津液充养舌体所致。

舌象特征： 舌上津液不足，甚至没有津液。

舌象主病： 主阳气虚弱、津液不足，如慢性胃炎、更年期综合征等慢性病。

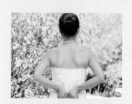

▲后背晒太阳或艾灸可以祛除体内寒气，提高阳气和增强抗病能力。

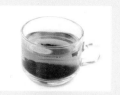

▲气血亏虚及阳虚者应选能温补阳气，有补虚祛寒功效的红茶。

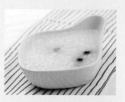

▲山药大枣粥能够改善脾胃阳虚证，阳虚者可常喝。

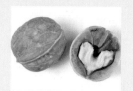

▲气虚血瘀者可以常吃核桃仁、油菜、黑豆等，可补肾气。

淡白光莹舌

气血
两虚

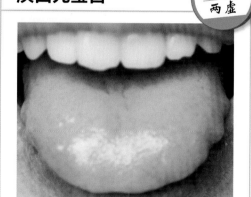

舌色淡白，舌面无苔。

　　由于脾胃之气受损，舌体得不到营养的补充，致舌苔全部脱落，是阳气衰微、气血两虚的表现。

舌象特征： 舌色淡白，舌面苔全部脱光，平滑如镜。

舌象主病： 主脾胃阳虚、气血两虚，如甲状腺功能减退、慢性肾病等。

淡白夹瘀舌

气虚
血瘀

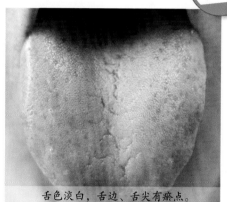

舌色淡白，舌边、舌尖有瘀点。

　　舌上出现瘀斑、瘀点是体内血瘀的典型特征，因气血两虚，气血运行不力而造成血瘀。这种因虚而致瘀的病调理起来比较困难。

舌象特征： 淡白舌的边尖、舌边部可见瘀点、瘀斑。

舌象主病： 主气虚血瘀、血虚血瘀，如慢性肾炎、慢性心功能不全、冠心病、再生障碍性贫血等。

红舌

红舌舌色鲜红，同正常舌色相比颜色较深，现代医学认为是因为黏膜上皮浅表层有炎症，毛细血管扩张所致。红舌主热证，可能是身体积热过多、缺乏水分或津液所致。

红舌如何调理

红舌的调理应以滋阴清热为原则。

红舌干燥少津

提示热病

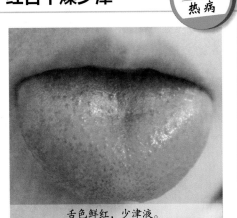

舌色鲜红，少津液。

鲜红、柔嫩是心营本色，也是阴虚、津液受损的现象，说明外感热病向里传入心营，致使阴液受损。这一类舌象患者不宜使用温热类药物。

舌象特征： 舌色鲜红、柔嫩，舌面远观似润，但实则干燥少津。

舌象主病： 主热邪入里、津液损伤。外感热病传入心营，阴液受损，可见于多种感染性疾病，如肺炎、脑膜炎等。

嫩红湿润舌

湿热相交

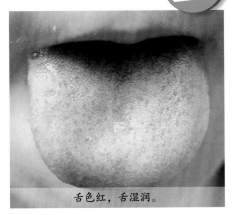

舌色红，舌湿润。

这种舌象提示热与湿相交为患，在外感热病中表示热邪入营，而体内又有湿热；在内伤病中表示阴虚有火，又素有痰湿。

舌象特征： 舌色嫩红而湿润。

舌象主病： 主虚火兼痰湿。

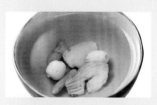

▲可选择玉竹、百合、麦冬、石斛等滋阴清热的中药泡茶、煮粥或熬汤喝。

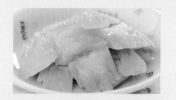

▲具有红舌特征的人饮食宜清淡，应多食有清热效果的蔬果，如苦瓜、西瓜等。

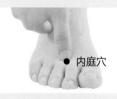

▲能够清热的穴位有内庭穴、鱼际穴、少冲穴、劳宫穴、涌泉穴等。

舌鲜红有裂纹

阴虚火旺

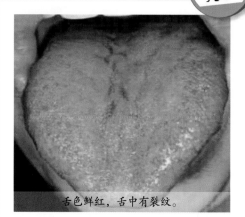

舌色鲜红，舌中有裂纹。

此舌象属心火旺盛，热毒耗伤阴液，是体内阴液亏损，不能滋润舌体，从而出现了阴虚火旺的现象。

舌象特征： 舌体呈鲜红色，舌中有如"人""川""爻"字或槽裂形等不规则的裂纹，舌面少苔或者无苔。

舌象主病： 主阴虚内热、邪入营血、胃阴虚损，可见于发热病、脱水、电解质紊乱、糖尿病等。

舌鲜红有红点

病邪较重

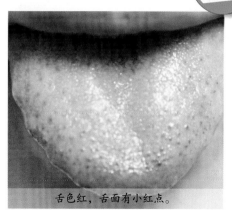

舌色红，舌面有小红点。

此舌象表示温热病邪较重，热毒入侵心营血分。

舌象特征： 鲜红色的舌上有散在的深红色（有的甚至是紫黑色的）小点，凸起于舌面。

舌象主病： 主温热性疾病，如感染发热性疾病，可伴有神昏谵语、口干口渴。舌上红色越深、越紫黑则表示病情越严重，如病毒性肺炎、乙型脑膜炎等。

绛舌

舌色为深红色，且隐隐透出紫色。绛舌表示热极、实证，多由红舌发展而来。由于热病时间较长，病情深重，津液耗伤严重。出现绛舌时，要根据有苔或无苔、有津液或无津液等情况来判断病情。

绛舌如何调理

绛舌的调理应以滋补肾阴、清热降火为原则。

绛舌而有苔

提示
温热病

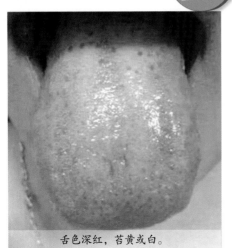

舌色深红，苔黄或白。

此舌象说明病邪未全侵入血分，阴津尚未被温热病邪伤耗太重。

舌象特征： 舌色红绛，舌面上有黄色或白色舌苔。

舌象主病： 主温热病邪传入营血，如支气管炎、肺炎、病毒性感冒、高热中暑等。

绛舌、干而无苔

阴液
损耗

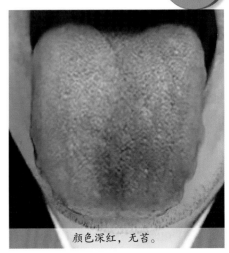

颜色深红，无苔。

此舌象表示病邪比较严重，血热较盛，津液伤耗严重，身体营养状况不佳。

舌象特征： 舌色绛，舌面无苔而干燥。

舌象主病： 主阴液损耗、高热伤津，可见于感染性疾病，如肺炎、脑膜炎、细菌性心内膜炎等。

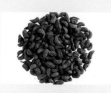

▲女贞子擅长补益肾阴，用来煲汤、煮粥、泡茶皆可。

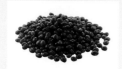

▲因阴虚而生热者，宜选取黑米、黑豆、黑枣、黑芝麻等煮粥。

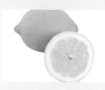

▲维生素C有助于增强人体免疫功能，多吃富含维生素C的蔬菜、水果。

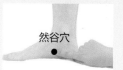

然谷穴

▲阴虚火旺者，可按揉然谷穴，滋阴泻热、平衡水火。

绛舌而有黄腻苔

邪入营血

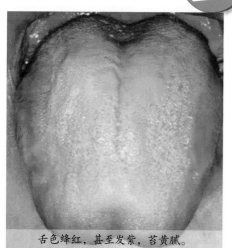

舌色绛红，甚至发紫，苔黄腻。

　　舌色红绛表示热邪侵入营血，黄腻苔表示体内有痰浊、湿热。

舌象特征： 舌色红绛，舌面上有黄色黏腻的舌苔。

舌象主病： 主热邪侵入营血，兼有湿热、痰浊，如肠伤寒、脑膜炎、中毒性痢疾、坏死性阑尾炎等。

绛舌而光亮

邪入心包

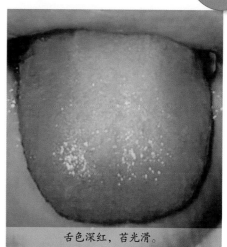

舌色深红，苔光滑。

　　此舌象说明患者不但心营受损，而且胃的津液也耗伤严重，可见于感染性发热病的严重阶段。

舌象特征： 舌色红绛且光洁如镜，不干燥。

舌象主病： 主热邪侵入心包，可见于重症，如肺炎、脑膜炎等。

紫舌

紫舌的特征是红中带青，色深而暗，是静脉血流凝阻，回流不畅，从而缺氧所致。寒证、热证或者瘀血证都可能会出现这种舌象。另外，泛青色叫青紫舌；紫舌泛绛色叫绛紫舌；泛灰色叫暗紫舌，主病各不相同。

紫舌如何调理

紫舌的调理应以祛寒除湿、益气活血、健脾和胃为原则。

青紫舌

脏腑寒证

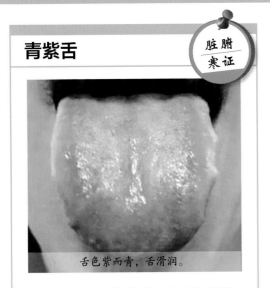

舌色紫而青，舌滑润。

由于脏腑虚寒则气血运行阻滞。青紫舌若是由淡白舌转变而来，并见舌体滑润、身凉、嘴唇青紫，说明身体虚寒。此舌象可见于老人、体质虚弱的人。

舌象特征： 紫色舌中带有淡青色，并见滑润。

舌象主病： 主脏腑寒证、寒滞血瘀，如冠心病、心功能不全、慢性肾炎、哮喘等。

绛紫舌

高热伤津

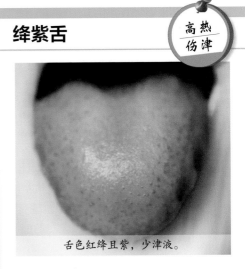

舌色红绛且紫，少津液。

热邪侵入身体的血分，表示体内热极、气血壅滞、血液运行不畅，可见于温病热极阶段。

舌象特征： 舌色红绛且紫，多由红紫发展而成，色深而少津。

舌象主病： 主高热伤津、气血瘀滞，如感染性发热疾病、脱水、病毒性感冒等。

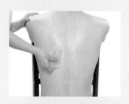

▲刮痧背部能祛除寒气，进而带动气血运行。

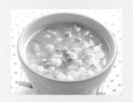

▲羊肉、生姜和胡椒粉一起熬煮后食用，能驱走寒气、强壮阳气。

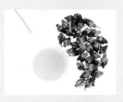

▲紫舌者可多食具有行气活血功能的食物，如玫瑰花、山楂等。

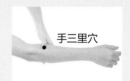

手三里穴

▲手三里穴有助于调节肠胃功能，尤其适用于胃寒者。

暗紫舌

血液阻滞

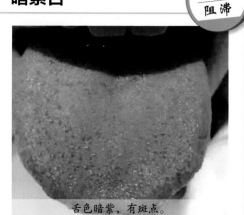

舌色暗紫，有斑点。

此舌象说明血液运行有阻滞，是热邪深重、血燥、津液减少所致。

舌象特征：舌体色紫而晦暗，舌面较干，且有瘀点、瘀斑。

舌象主病：主血热阻滞、湿热夹瘀，如严重的感染性疾病、心血管疾病、脑血管疾病等。

紫舌胖大

酒毒内蕴

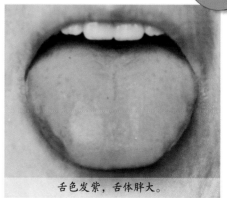

舌色发紫，舌体胖大。

由于长期酗酒或恣意暴饮暴食，酒毒、湿浊蕴积于体内，脾胃受困所致。

舌象特征：舌色紫而胖大，干枯少津。

舌象主病：主酒毒内蕴，可伴有口苦、呕恶、脘腹痞闷等症状。

青舌

舌色如皮肤暴露之"青筋"，全无红色，称为青舌。青舌主要是寒邪凝滞、血瘀阻滞，致使阳气郁阻不通引起的。现代医学认为，青舌与微循环障碍有关，可体现微循环的状况。

青舌如何调理

青舌的调理应以温阳散寒、活血化瘀为主要原则。

舌边青色

肝郁血瘀

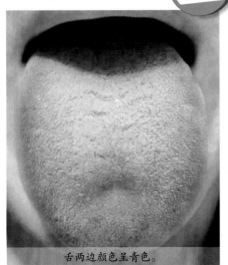

舌两边颜色呈青色。

舌的两边可以反映肝经的症状，两边青色表示肝有寒邪或血瘀的情况。

舌象特征： 舌两边为青色。

舌象主病： 主肝经血瘀、阳气郁阻、寒邪阻滞，可见于痹痛类疾病。

青舌而滑润

寒气凝滞

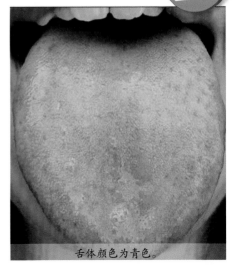

舌体颜色为青色。

此舌象表示寒邪直中入里，寒为阴邪，阴寒内盛，阳气郁于体内而不宣，气血凝滞，或寒从中生。

舌象特征： 舌青色兼恶寒腹痛，四肢感觉清冷，舌面滑润。

舌象主病： 主脏腑虚寒、肝经寒气凝滞，如慢性肠炎等。

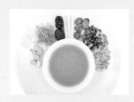

▲有青舌特征的人选择中药时，可选四逆汤、附子理中汤等。

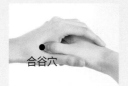

合谷穴

▲按摩或艾灸合谷穴，可散寒温经，使经脉气血流畅。

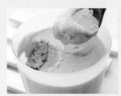

▲有青舌特征的人应避免食用寒凉食品，如雪糕、冰激凌等。

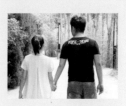

▲生活中可以选择慢走、按摩等方法来辅助调理身体。

青舌而干涩

瘀血内阻

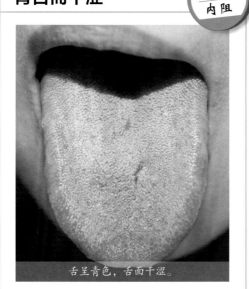

舌呈青色，舌面干涩。

此舌象多因寒邪侵入脏腑，血得寒则凝，致使瘀血内阻；或外伤引起出血，离经之血停留体内造成。

舌象特征： 舌色青，舌面略干涩，或伴灰苔。

舌象主病： 主阳虚寒凝、瘀血内阻。可见于外感病，也可见于慢性病。

青舌有红点

湿阻血瘀

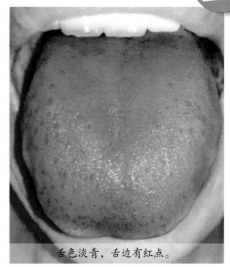

舌色淡青，舌边有红点。

青舌与红点舌同时出现，说明体内有瘀血。

舌象特征： 舌色淡青，舌边有红点。

舌象主病： 主阴血不足、湿阻血瘀。

舌的形状

舌的形态是由一块肌肉所组成，肌肉乃脾之所主，望其形态，可知脾脏之情况。中医认为，舌体的变化，也与全身肌肉的变化是一致的，所以望舌形不但能测知肌肉方面的病理，再结合其他临床症状，就能全面地推测身体病变的病理病机。

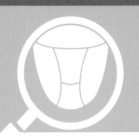

胖大舌

舌体较正常舌明显宽大，伸舌时舌体满口，这主要是痰、湿、热毒之邪蕴结所致。观察时还要注意舌头的颜色，有无舌苔，以及舌面是否有红点等。

胖大淡红舌

湿浊痰饮

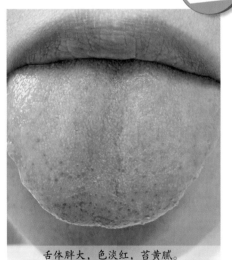

舌体胖大，色淡红，苔黄腻。

此舌象多因脾胃湿热，与痰湿相搏，以致湿浊痰饮上溢。

舌象特征： 舌胖大，有黄腻苔。

舌象主病： 主湿浊痰饮，多见于慢性消化系统和呼吸系统疾病。

胖大嫩白舌

脾肾阳虚

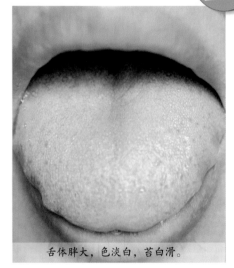

舌体胖大，色淡白，苔白滑。

此舌象多因脾肾阳虚、气不化津、水湿上泛所致。

舌象特征： 舌胖大，色淡白胖嫩，苔白滑。

舌象主病： 主脾胃阳虚、水湿内停，多见于贫血、慢性胃炎、肾病患者。

瘦薄舌

舌体瘦小而薄，多是气血亏虚，不能充养舌体所致，多见于比较严重的津液、精血伤耗性疾病。现代医学认为瘦薄舌的形成与营养不良有关。

瘦红舌

阴虚
火旺

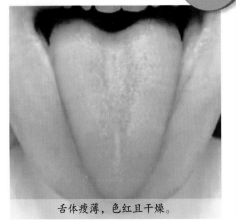

舌体瘦薄，色红且干燥。

舌头偏瘦是身体缺乏营养和水分的证明，舌色偏红代表体内有热或有炎症发生，热久伤津，体内营养被消耗。

舌象特征： 舌体瘦小、干瘪，并且很薄，舌色较平常舌颜色红。

舌象主病： 主阴虚火旺、津液不足，常见于温热病后期或慢性消耗性疾病。

瘦薄淡白舌

气血
两虚

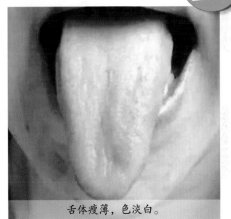

舌体瘦薄，色淡白。

此舌象主要与全身营养供应状况不良有关，是气血的温煦作用减弱和滋养功能减退，肌肉黏膜组织得不到足够的营养所致。

舌象特征： 舌色淡白，无血色，舌体比平常舌薄，舌体狭小。

舌象主病： 主气血两虚、营养不良，常见于慢性贫血的患者。

苍老舌

舌体厚实，舌面纹理干燥粗糙，多见干裂皱褶，好像老年人的皮肤一般苍老。苍老舌不论见于何种苔色都是实证、热证的表现。因热邪亢盛，气血壅实于上，正邪剧争，致使形色坚敛。

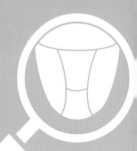

苍老舌

实 证
热 证

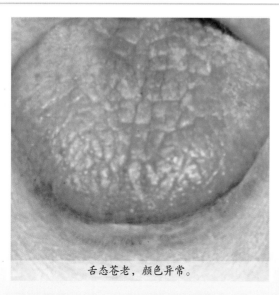

舌态苍老，颜色异常。

苍老舌舌面干燥、皱裂，大多出现在突发疾病时，即病邪侵袭人体时，机体抵抗力较强，机体的免疫系统、循环系统以及代谢功能应激调动起来，与病邪进行激烈的抗争。现代医学认为，舌之苍老与副交感神经张力降低，而交感神经张力亢进有关，使唾液、浆液分泌减少，黏液分泌取而代之。

舌象特征： 苍老舌主实热证，同时应观察舌色进一步判断。舌青而苍老，是肝胆邪盛；黄而苍老，是脾胃两经邪盛；绛而苍老，是心与小肠邪盛；白而苍老，是肺与大肠邪盛；黑而苍老，是肾与膀胱邪盛。

舌象主病： 主热邪亢盛、实证。

娇嫩舌

舌质纹理细腻，颜色偏浅淡，其外形浮胖娇嫩，表现为肌肉松弛，甚至晶莹透明，称"娇嫩舌"。娇嫩舌多主虚寒证，由气血亏虚、阳气虚弱导致水湿不化等原因引起，常见于慢性病的后期。

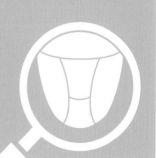

娇嫩淡白舌

（阳气虚衰）

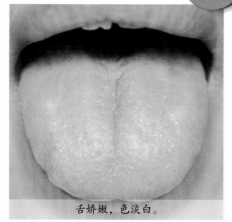

舌娇嫩，色淡白。

体内阳虚寒凝，导致舌色淡白，湿气缠身。

舌象特征： 舌呈娇嫩状，色淡白，舌两边常伴有齿痕。

舌象主病： 主阳气虚衰。

胖嫩镜面舌

（气阴两虚）

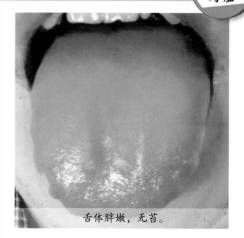

舌体胖嫩，无苔。

舌色偏红说明有内热，但由于舌质是嫩的，所以这种热是虚热，舌体胖大是脾气不足的表现，镜面舌是阴液大伤的外相。

舌象特征： 舌色偏红，舌体胖大娇嫩，舌面光滑无舌苔。

舌象主病： 主气阴两虚、脾虚。

点刺舌

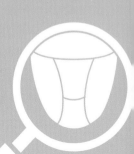

舌面出现红点，通常不会高出舌面，称为红点舌；若舌面凸起如刺，摸之刺手，则称为芒刺舌。点与刺较为相似，时常并见，故合称为点刺舌。点刺舌表示热邪甚烈，内结肠胃，变成燥热，进而损伤津液；或者热邪侵入营分，引起高热不退，耗伤了津液，舌失去了津液的滋润而生芒刺。

点刺舌，苔黄，干燥

湿热温病

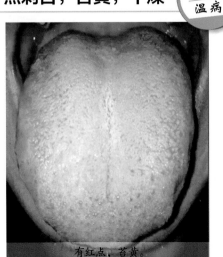

有红点，苔黄。

此舌象是热盛的表现，脐周围常感到胀满硬痛，说明里热结积在大肠。

舌象特征： 舌有红点或者芒刺，舌苔黄而干燥。

舌象主病： 主湿热温病、高热便秘。

不同区域出现点刺

热盛的表现

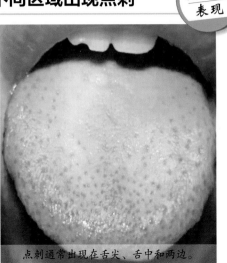

点刺通常出现在舌尖、舌中和两边。

刺为热盛的表现，点刺出现在舌的不同区域可反映出对应的脏腑状况。

舌尖有点刺： 为心火亢盛，可见于神经衰弱、失眠等病。

舌中有点刺： 为胃肠热盛，可见于肠胃病变。

舌两边有点刺： 多为肝胆火旺，可见于郁怒症、焦虑症。

齿痕舌

舌体边缘印有牙齿的痕迹，此舌象多伴有舌体胖大，舌质嫩。齿痕舌不论何种苔色，都主虚证，也主寒湿痰浊，是由于脾气虚弱不能运化水液和痰饮，水湿阻滞于舌而引起舌体胖大，胖大的舌体受牙齿的挤压而形成印痕。

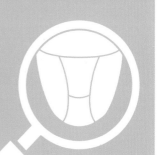

胖大齿痕舌

阳气虚弱

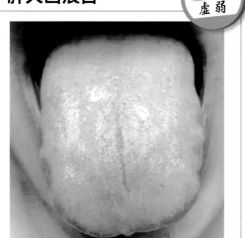

边有齿痕，舌体胖大。

此舌象多是阳气虚弱引起水湿不化所致，多见于体质虚弱，以及久病导致阳气虚损的人。

舌象特征： 舌边有齿痕，舌体胖大，舌苔白，舌面水滑。

舌象主病： 主脾肾阳虚、水湿痰饮，可见于慢性肾炎、慢性胃炎等疾病。

淡白齿痕舌

气血两虚

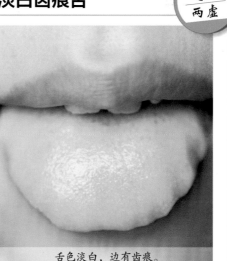

舌色淡白，边有齿痕。

出现齿痕舌表明是脾虚，而脾又是气血生化之源，所以脾虚导致气血亏虚，舌的颜色淡白。

舌象特征： 舌色淡白无血色，舌体不胖而有齿痕。

舌象主病： 主气血两虚，多见于久病体虚、思虑过度及慢性肠炎、消化不良、营养不良、贫血等。

光滑舌

舌面光滑无苔，洁如镜面，称光滑舌，也叫"镜面舌"。出现光滑舌主要是胃阴枯竭，不能上荣或胃气大伤，不得上熏于舌所致。

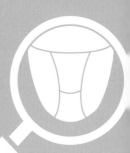

光滑红绛舌

热盛伤阴

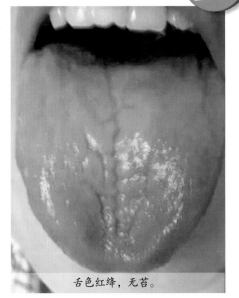

舌色红绛，无苔。

光滑红绛舌说明体内火旺，热盛伤阴，是津液严重损耗的迹象。

舌象特征： 舌光滑无苔，颜色红绛。

舌象主病： 主水涸火炎、胃肾阴液枯竭。

光滑淡白舌

气血两亏

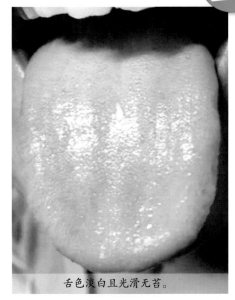

舌色淡白且光滑无苔。

既无胃气上熏，又由于脾胃损伤致使气血两亏，所以舌色淡白。

舌象特征： 舌光滑无苔，颜色淡白无血色。

舌象主病： 主脾胃损伤、气血两亏。

裂纹舌

舌面出现深浅不一、多少不等、无规则的裂沟纹，称"裂纹舌"。裂纹舌是阴虚热盛、津液损伤的表现。裂纹少而浅者，病情轻；裂纹多而深者，病情较甚。舌有横裂者，表示身体素来阴液不足。

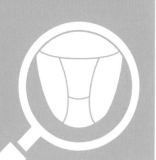

裂纹红舌 （阴虚热盛）

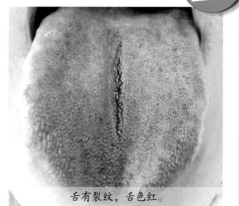

舌有裂纹，舌色红。

舌头发红，有裂纹，说明体内有热，如胃火旺盛、心火亢盛。舌中间有裂纹，说明脾胃有伏火；舌尖有裂纹，说明心火旺盛。

舌象特征： 舌红，苔黄，舌中有裂纹；舌尖绛红，开裂。

舌象主病： 舌中有裂纹者容易口臭、口腔溃疡、牙龈肿痛；舌尖开裂者表现为舌尖疼痛、失眠多梦、口舌生疮等。

裂纹淡舌 （精血亏虚）

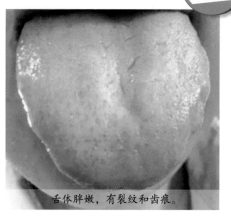

舌体胖嫩，有裂纹和齿痕。

气虚、血虚、肾精不足也会出现裂纹舌，主要是因为气血、肾精不足，无法濡养舌头，造成舌头出现裂纹。舌的颜色整体偏淡。

舌象特征： 舌色淡，有裂纹。

舌象主病： 主血虚、肾精亏虚等，表现为面色苍白、头晕眼花、倦怠乏力等。

舌的状态

舌态，即舌体运动时的状态。舌体活动灵便、伸缩自如，为正常舌态，提示气血充足、经脉通调、脏腑机能旺盛。常见的病理舌态有强硬舌、痿软舌、颤动舌、歪斜舌、短缩舌和吐弄舌等。

强硬舌

强硬舌多与热邪、风痰有关，是急症、重症的表现，脑血管意外常见这种舌象。在外感发热病中强硬舌表示热邪入里，热毒壅盛，或痰湿内阻而影响神志；在内伤病中，强硬舌常为脑卒中（中风）的征兆，要提高警惕。

舌象特征：舌体转动不灵活、不柔和，多兼有言语不利。

舌象主病：主脑卒中、痰浊。

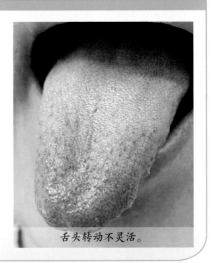

舌头转动不灵活。

痿软舌

痿软舌是阴液亏损，舌体缺失营养所致。

舌象特征：舌体软弱，舌头伸缩无力或不能自主转动。

舌象主病：主气血两虚，常见于舌神经功能丧失、神经系统损害、疾病晚期体质衰弱者。

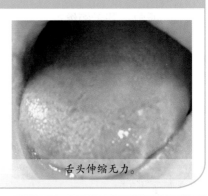

舌头伸缩无力。

颤动舌

颤动舌一般表示动风的迹象，也见于震颤、麻痹等神经系统疾病。

舌象特征：舌体不由自主地颤抖。症状较轻的，仅伸舌时颤动；症状较重的，不伸舌时亦见颤抖难宁。

舌象主病：主高热烦躁、手足抽搐、精神疾病。

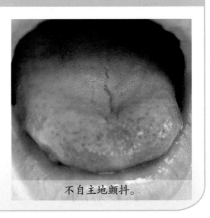

不自主地颤抖。

歪斜舌

歪斜舌多由于肝风内动，夹痰夹瘀，痰瘀阻滞一侧经络，受阻侧舌肌弛缓，收缩无力，而健侧舌肌如常，故伸舌时向健侧偏斜。

舌象特征： 伸舌时舌体偏向一侧，或左或右。

舌象主病： 主瘀血阻滞，如脑卒中、面神经麻痹、大脑发育不全等。

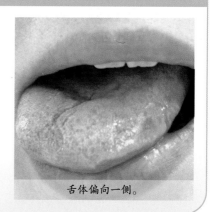

舌体偏向一侧。

短缩舌

短缩舌是热极、邪陷三阴、风邪夹痰、梗阻舌根的表现，无论因虚因实，皆属危证。若舌短缩而色青紫湿润者，多是寒凝经脉，舌脉挛缩所致；若舌短缩而色淡白无华者，多是气血虚衰所致。

舌象特征： 舌体卷短紧缩，不能伸出口外，甚至不能抵齿。

舌象主病： 主危证。

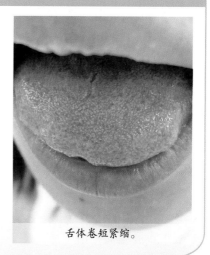

舌体卷短紧缩。

吐弄舌

吐弄舌是由于心脾有热，热灼津伤，肝筋失养，引动肝风，舌脉动摇不宁所致。吐舌多见于疫毒攻心，全舌色紫；弄舌多见于脑卒中先兆。

舌象特征： 舌体伸长，吐露口外，弛缓不能立即回缩，称为吐舌；舌体频频伸出口外并立即缩回，或舌舐口唇四周，振动不宁，像蛇吐舌一样，称为弄舌。

舌象主病： 多见于小儿，主心脾热盛。

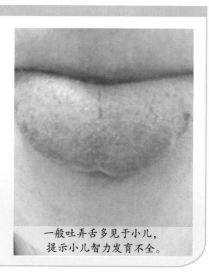

一般吐弄舌多见于小儿，提示小儿智力发育不全。

舌的其他病变

除了观察舌质、舌苔等变化，舌上出现一些异常病变也应引起注意，如舌疔、舌疮、舌痈、舌菌、重舌、舌衄等，也提示身体出现了问题。

舌疔

舌象特征：舌体出现豆粒状或樱桃状红色或紫色的疱，质地坚硬而疼痛。

形成原因：多是心脾火毒、虚火上攻所致。舌局部的炎症也可能引起舌疔。

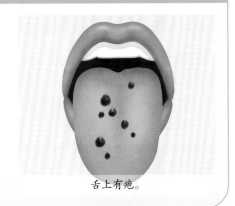

舌上有疱。

舌疮

舌象特征：舌体表面溃破，出现一个或多个细小疮疡，有的疼，有的不疼。

形成原因：由心经火毒上攻而成者，疮多凸于舌面而痛；由下焦阴虚，虚火上浮而成者，疮多凹陷不起且不痛。

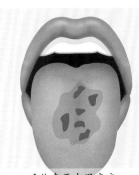

舌体表面出现疮疡。

舌痈

舌象特征：舌体生痈，色红，高起肿大，往往延及下颏，红肿硬痛。

形成原因：多由热毒炽盛，攻血腐肉而成。舌上生痈，舌红少苔者，多为心火上炎所致；舌下生痈，舌红或绛者，多为脾胃积热所致。

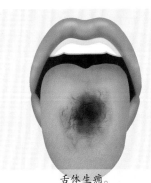

舌体生痈。

舌菌

舌象特征： 舌生恶肉，头大蒂小，溃烂恶臭。

形成原因： 多为心脾积火，上灼于舌所致。

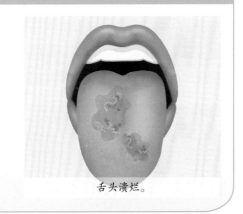

舌头溃烂。

重舌

舌象特征： 舌下皱襞肿起，似又生一小舌。

形成原因： 多由心经热毒外发，或外邪引动心火，致使舌下血络壅滞肿起。故重舌主心脾郁火，或时邪引动内热。

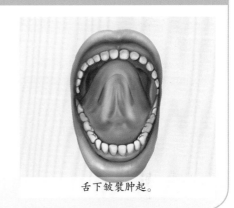

舌下皱襞肿起。

舌衄

舌象特征： 舌体见点状或线状出血。

形成原因： 多由心经热极，迫血妄行，亦有肺热、胃热、肝火或脾虚不能统血所致。其主病不外心火、肝火、胃热、阴虚阳浮或脾虚。

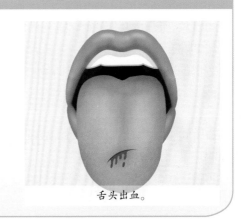

舌头出血。

望舌苔

舌苔，指散布于舌面上的一层苔状物。正常的舌苔一般色白而均匀，干湿适中，舌面的中部和根部稍厚，其余部位较薄。舌苔是脾胃之气上熏凝聚所致，是消化机能状况、胃气盛衰的重要标志。

望苔质

苔质，指舌苔的质地、形态。望苔质主要观察舌苔的厚薄、润燥、腐腻、真假、剥落、偏全等性状的变化。

薄厚苔

舌苔有薄厚之分，可以表示疾病的轻重程度。如果病中舌苔从薄变厚，表示病情向深一层发展，并且越厚表示病情越重，常见于消化功能障碍的疾病。

薄苔

胃阳
不足

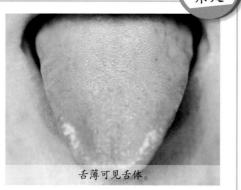

舌薄可见舌体。

通常舌苔薄白，舌质淡红是正常的舌象，反映机体气血充盛，内脏功能调和，胃有生发之气；若是舌苔薄至接近于无，则说明"胃阳不能上蒸，肾阴不能上濡"。

舌象特征： 透过舌苔能隐隐见到舌体的，称"见底"，为薄苔。

舌象主病： 主胃阳不足、肾阴虚。

厚苔

肠胃
积滞

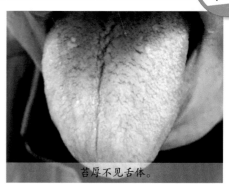

苔厚不见舌体。

厚苔往往是由于体内湿气重引起的，与长期处于潮湿环境、过食辛辣刺激以及肥甘厚味、生冷寒凉的食物有一定的关系，由于脾虚不能运化水湿，湿阻于舌导致的现象。

舌象特征： 不能透过舌苔见到舌体的，称"不见底"，为厚苔。

舌象主病： 主胃气不足、肠胃积滞。

润燥苔

观察舌苔的润燥，主要是了解津液的盛亏和输布情况。可分为润苔、滑苔、燥苔、糙苔 4 种类型。

润苔

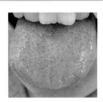

舌象特征：舌苔润泽有津，干湿适中，不滑不燥，属于正常舌苔，是胃津肾液未伤，布露于舌面的表现。

舌象主病：若病中见润苔，说明体内津液未伤，如风寒表证、湿证初起、食滞、瘀血等。

滑苔

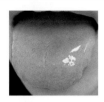

舌象特征：如果舌头过于滋润，舌苔看上去湿滑黏腻，甚至涎流欲滴，称为"滑苔"。

舌象主病：滑苔是水湿之邪内聚的表现，主痰饮、水湿。

燥苔

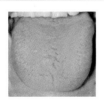

舌象特征：舌苔干燥，扪之无津，甚则舌苔干裂。

舌象主病：燥苔一是体内津液已伤的表现，二是津液输布障碍的表现。

糙苔

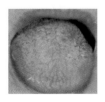

舌象特征：舌质粗糙，望之枯涸，扪之碍手。

舌象主病：糙苔是由燥苔进一步发展而来，同时舌体也偏干，是热盛伤津的征兆。

腐腻苔

观察舌苔的腐腻，主要是测知阳气与湿浊的消长。腐苔多属热证；腻苔多因湿浊内盛、痰饮停聚、阳气被遏所致。

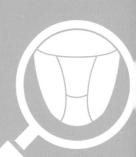

腐苔

热证食积

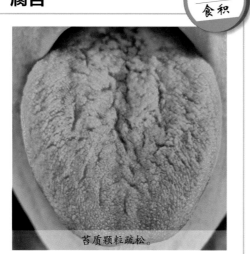

苔质颗粒疏松。

腐苔多由阳热有余，蒸腾胃中秽浊之气上泛，聚积舌面而成。常见于食积胃肠，痰浊内蕴兼胃肠有热的病证。

舌象特征： 苔质颗粒疏松、粗大而厚，犹如豆腐渣堆积在舌面上，刮之易脱落。

舌象主病： 主食积、痰浊、湿热。

腻苔

痰湿食积

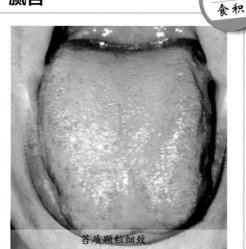

苔质颗粒细致。

苔色发白，表示体内虚寒且充满湿气；苔色发黄，表示体内湿邪或痰浊蕴结化热，或湿热之邪侵犯脏腑，或食积化热，属实热证。

舌象特征： 苔质颗粒细致而密，如涂油腻物，刮之难去。

舌象主病： 主痰湿、食积。

真假苔

舌苔可分有根和无根，有根为真苔，无根为假苔。舌苔紧贴于舌面，刮之难去，像从舌体长出，刮后留有苔迹，不露舌质的，称为"真苔"，又称作"有根苔"；舌苔不紧贴舌面，刮之即去，不像舌所自生而似涂于舌面，刮后无垢而舌质光洁的，称为"假苔"，又称作"无根苔"。

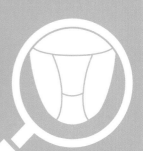

真苔（有根苔）

病情轻浅

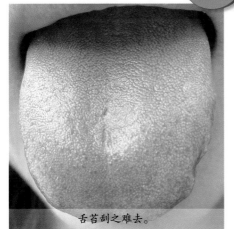

舌苔刮之难去。

苔薄有根属正常舌象。苔厚有根虽属邪气盛，但正气未衰、胃气未伤，疾病预后良好。

舌象特征：舌苔紧贴舌面，刮之难去，像从舌体长出，刮后留有苔迹，不露舌质。

舌象主病：主实证、热证。

假苔（无根苔）

病邪较重

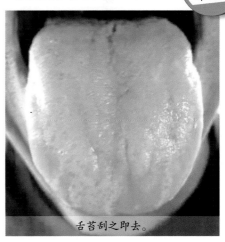

舌苔刮之即去。

假苔，并不表示苔不自舌生，而是指苔既生之后，又因胃气告匮，不能接生新苔，使已生之苔渐渐脱离舌面。这表明正气已衰、胃气已伤，不论舌苔厚薄，都说明病邪较重。

舌象特征：舌苔不紧贴舌面，刮之即去，刮后无垢而舌质光洁。

舌象主病：主虚证、寒证。

剥落苔

舌上原本有舌苔，患病过程中舌苔有部分或全部脱落，脱落处光滑无苔而可见舌质者，为剥落苔。剥落苔是舌黏膜上皮萎缩的表现，是因为胃气阴两虚，不能上熏于舌面所致，主胃气匮乏、胃阴枯竭或气血两虚。根据舌苔剥落的部位、范围和大小的不同，临床上又将其分为以下几种类型。

前剥苔

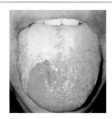

舌象特征： 舌的前部舌苔脱落。

舌象主病： 说明心阴不足。

中剥苔

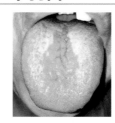

舌象特征： 舌的中部舌苔脱落者，称中剥苔。

舌象主病： 说明胃气匮乏、胃阴枯涸或气血两虚。

根剥苔

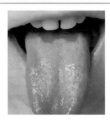

舌象特征： 舌的根部舌苔剥落者，称为根剥苔或后剥苔。

舌象主病： 说明肾阴虚。

类剥苔

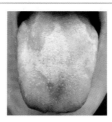

舌象特征： 舌苔剥落之处，舌面不光滑，仍有新生苔质颗粒或者乳头可见者，称为类剥苔。

舌象主病： 说明气血不足。

光剥苔（镜面舌）

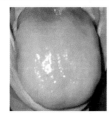

舌象特征： 舌苔全部脱落，舌面上光滑如镜者，称为光剥苔，或称为镜面舌，是剥落苔较为严重的一种。

舌象主病： 镜面舌是一种危重舌象，多见于重病的危候，是胃气大伤的表现。

花剥苔

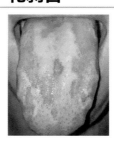

舌象特征： 舌苔多处剥落，剥落不规则，剥落处光滑无苔，舌面上仅有少量舌苔者，称为花剥苔，又称为地图舌。

舌象主病： 说明胃气阴两伤。

偏全苔

　　舌苔的偏全，是就舌苔在舌体上的分布而言的。观察舌苔分布的偏全，可以诊察病变之所在。若见全苔，提示邪气散漫；若见舌苔偏于某处，提示邪气局限，多属舌所分候的脏腑有邪气停留。

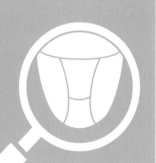

偏苔

邪气停聚

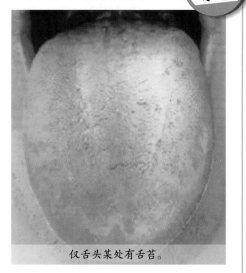

仅舌头某处有舌苔。

　　苔偏于舌尖，为邪气入里未深，而胃气却已先伤；苔偏于舌根，为里邪虽退，胃中积滞依然在；苔仅见于舌中，为痰饮、食浊。食浊停滞中焦；苔偏左或右，多是肝胆湿热类疾患，或邪在半表半里。

舌象特征：舌苔仅布于舌的前、后、左、右某一局部。

舌象主病：主邪气停聚。

全苔

湿痰阻滞

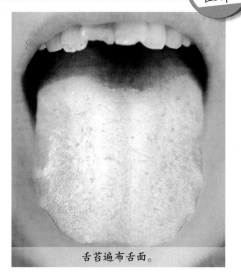

舌苔遍布舌面。

　　病中见全苔，常主邪气，多为痰湿阻滞之证。

舌象特征：舌苔遍布舌面。

舌象主病：主邪气散漫、湿痰阻滞。

望苔色

苔色指舌苔的颜色。望苔色主要观察苔色的变化，苔色的变化主要有白苔、黄苔、灰苔、黑苔4种。

白苔

舌面上附着的苔垢呈白色者，称为"白苔"。白苔有厚薄之分，一般提示表证、寒证。多见于外感风寒、风湿等病位在表之证以及阳虚内寒之证。白苔的厚与薄，可辨风寒邪气之轻与重；白苔的干与湿，可辨津液的伤与未伤。根据所兼苔质和苔色不同，又有虚、寒、湿、热之分。

薄白苔

表证
寒证

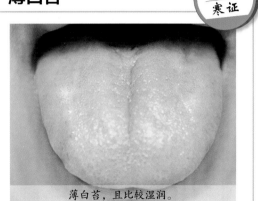

薄白苔，且比较湿润。

透过舌苔可见舌体者，称为薄白苔。多主表证、寒证、虚证。

薄白苔，舌质淡红：属于正常舌苔，若兼见恶风或恶寒等外感症状，则属外感风寒的表寒证。

苔薄白而润滑，且较湿润：主外感寒湿，或脾肾阳虚，寒湿内停，水湿上泛。

苔薄白而干燥，色淡红：如果有恶寒发热症状，属于表邪未解，肺脏津伤。

苔薄白而舌色淡紫：主阳虚内寒，气血凝滞。

厚白苔

实证
热证

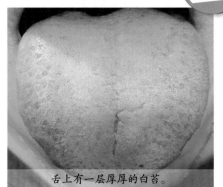

舌上有一层厚厚的白苔。

不能透过舌苔看见舌体者，称为"厚白苔"。多主实证、热证。

苔白厚而滑或腻：主湿浊痰饮内停，或寒湿停滞，或胃肠积滞。

苔白厚而干燥：若见于内伤杂病，多属胃有宿食停滞；若见于湿热病，表示湿热之邪由表入里，里蕴湿热之兆。

苔白厚积如粉，满布全舌：属瘟疫或内痈等病，为秽浊湿邪与热毒相结而成。

黄苔

舌面上附着的苔垢呈黄色改变者，称为"黄苔"。根据苔黄的程度，有淡黄、深黄和焦黄苔的不同。黄苔还有厚薄、润燥、腐腻等苔质方面的变化。黄苔一般提示里证、实证、热证，在脾胃热病中较为常见。黄色越深表示热邪越重。常常与红绛舌并见。

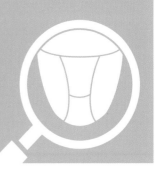

根据颜色划分

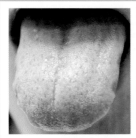

淡黄苔

又称"微黄苔"，多是由薄白苔转化而来，提示病变已由寒化热。

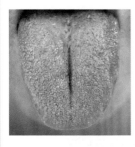

深黄苔

又称"正黄苔"，苔色黄而深厚，提示病变由表入里，病情加重或病期延长。

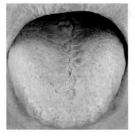

焦黄苔

又称"老黄苔"，是正黄苔中夹有灰黑色苔，提示胃有实热。

根据厚薄划分

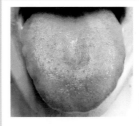

薄黄苔

苔薄黄而润，主外邪入里，邪热不甚，尚未伤津；苔薄黄略干，虽邪热不甚，但津液已伤。

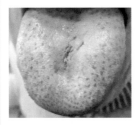

黄厚苔

苔黄厚而润，主内蕴湿热；苔黄厚而干，主邪热炽盛，津液大伤；苔老黄而燥裂，恰似"锅巴状"，主邪热极盛伤津；苔黄厚而腻，如涂鸡蛋黄，主湿热蕴结，或痰湿内停而化热，或食积热腐。

灰苔

灰苔一般主里证，有寒热之分，常见于里热证或寒湿证。舌苔灰色，常由白苔晦暗转化而来，或与黄苔同时并见。大多出现在慢性病或病程较长的患者中，如慢性胃炎、胃及十二指肠溃疡、慢性肝炎等患者常出现此种舌象。

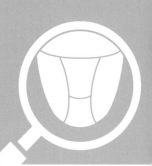

苔灰而滑润

湿浊
内阻

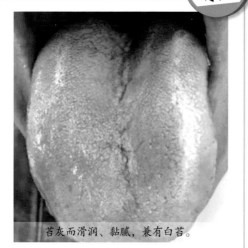

苔灰而滑润、黏腻，兼有白苔。

此苔以内脏功能减退、湿浊内阻为主要病理特征，多在肢体困重、口淡不渴等偏寒性的症状时出现。

舌象特征： 白苔慢慢转向灰苔。苔灰而滑润、黏腻，兼有白苔。若灰白同时出现叫灰白苔。

舌象主病： 主虚证、湿浊内阻，湿病兼夹痰湿证。

苔灰而干燥

实证
湿热

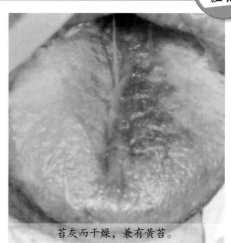

苔灰而干燥，兼有黄苔。

此苔多为热炽伤津，见于外感热病；或为阴虚火旺，常见于内伤杂病。

舌象特征： 黄苔慢慢转向灰苔。苔灰而干燥，兼有黄苔。若灰黄同时出现叫灰黄苔。

舌象主病： 主实证、湿热，可见口干口渴、便秘、烦躁、发热等热性病。

黑苔

黑苔一般由焦黄苔或灰苔转化而成，其形成原因与灰苔大致相同。但黑苔常出现在疾病的严重阶段，在寒热虚实各证中都可能出现，属里证、重证。一般黑色越深，病情就越重。另外，分辨舌的润燥也很重要。

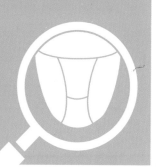

黑厚腻苔

寒热错杂

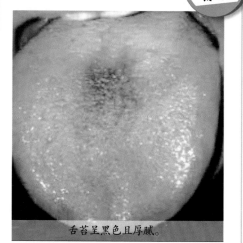

舌苔呈黑色且厚腻。

此苔说明里有寒而外有热，肠胃寒而肝胆热等寒热夹杂的疾病常见此苔。

舌象特征： 舌质红而嫩，苔厚腻呈黑色。

舌象主病： 主寒热错杂，如慢性肾炎、慢性胃炎等。

黑干苔

热盛伤津

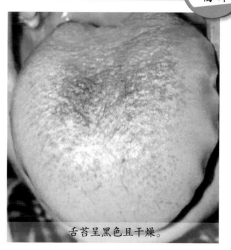

舌苔呈黑色且干燥。

体内长期内热，耗伤津液，水分逐渐减少。舌头本身为红色或深红色，有时候舌尖还会有红色斑点及点状隆起。此苔多表示患者受到慢性病、炎症的影响。

舌象特征： 舌苔色黑而干燥，舌质多为红色。

舌象主病： 主热盛伤津。

望舌纹 ▶

望舌纹是观察舌上出现的裂纹样式。舌纹有时铺满舌面，有时只出现在局部，如舌根、舌尖、舌边、舌中等。虽然舌纹也有天然无病的，但临床所见舌纹一般多为病态。

望舌纹的意义

对舌纹进行观察、分析，可辨明五脏的虚实、气血的盛衰。临床诊病须结合舌质、舌苔等各种变化因素综合判断。

舌纹的种类

多点纹

多点纹包括尖点纹、边点纹、根点纹、平点纹、印点纹和雪花点纹等。当同样的舌纹伴有不同的舌质或舌苔时，所反映的疾病也不相同，这叫作同纹异病。

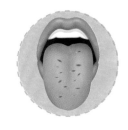

悬针纹

悬针纹包括长针纹、来蛇纹、去蛇纹和曲虫纹等。其中，长针纹是指舌纹从舌根一直延伸至舌尖；来蛇纹是指舌纹像蛇从舌根爬向舌尖；去蛇纹则像蛇从舌尖爬向舌根；曲虫纹是指舌纹像弯曲的虫子一样。悬针纹一般出现在舌面正中间。

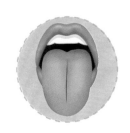

"丰"状纹

"丰"状纹常出现在舌面中间，较少出现在舌尖、舌边及舌根部。在舌纹当中，"丰"状纹和悬针纹是比较常见的两类。"丰"状纹常和其他种类的舌纹同时出现，与其相关的疾病多发生在脾、胃和三焦等处。

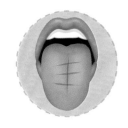

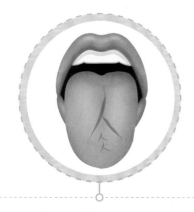

"人"状纹

　　"人"状纹包括正"人"状纹、乱"人"状纹、顺"人"状纹、倒"人"状纹和平"人"状纹。"人"状纹多出现在舌中，较少出现在舌根和舌尖处。出现"人"状纹时，舌苔可为白苔、黄苔、灰苔、黑苔中的任何一种。

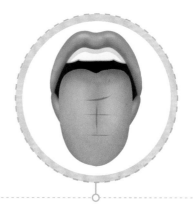

"王"状纹

　　"王"状纹看上去跟平"人"状纹、"丰"状纹很像，包括小"王"状纹、长"王"状纹、正"王"状纹和双"王"状纹。"王"状纹多出现在舌中及舌根部，偶尔出现在舌尖和舌中之间，但很少出现在舌尖和舌边。

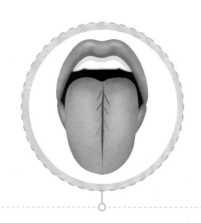

通天纹

　　通天纹往往像一根天柱一样从舌根贯穿至舌尖，包括悬针形通天纹、"丰"状形通天纹、麦穗形通天纹等。一般情况下，小病、轻病不会出现通天纹，只有久而危重之病才会出现通天纹。

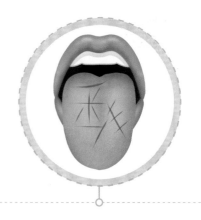

满舌纹

　　满舌纹相对较大，一般可占舌面的3/4，甚至占满从舌根到舌尖的整个舌面。满舌纹包括各种不同种类的舌纹及大量相同的舌纹。

望舌脉

舌脉，是指舌下络脉、细络，即舌系带（舌底正中间薄条状组织）左右两侧的舌深静脉。

望舌脉的意义

望舌脉，是一种从舌腹面观察舌下络脉、细络的变化，包括舌脉的神、色、形，以了解机体正气的盛衰、病邪的性质、病位的深浅、病势的进退的诊断方法。

如何望舌脉

望舌脉先望其神，再望其色，最后望其形。望舌脉与传统的从舌背观察舌体、舌苔的舌诊内容相辅相成，为医生诊断疾病提供了丰富的信息。

舌脉之神

荣活润泽者为有神，色泽枯晦者为无神；脉形柔软，颜色鲜活，无粗胀瘀滞，无弯曲分支，舌体运动灵活者为有神，反之为无神。舌下络脉苍白失荣，为心脾两虚，元阳虚惫之症；红而变细，为阴精耗损之兆。

舌脉之色

正常情况下，舌下络脉的颜色呈淡紫色。若舌下络脉色淡，依稀可见两条浅蓝色静脉，多是血虚、阳虚或寒凝，使血行不畅，不能上荣于舌所致，故主虚证或寒证；若舌下络脉青紫或紫黑，常是气血阻滞，运行不畅所致，故主寒凝血脉或血瘀；若舌下络脉色红或紫绛，则是热盛，气血沸涌充盈脉络或热入营血所致，故主热证。

舌脉之形

望舌脉的形主要观察其粗细、长短，有无分支和瘀点等。正常舌脉，其管径不应超过2.7毫米，长不应及于舌尖，隐现于舌黏膜之内，排列有序无异样，支络呈粉红色网络分布。若舌下络脉隆起、怒张，舌脉管径增粗或弯曲，支络曲张或有出血点、瘀血点等，往往提示病理状态，多属气滞血瘀、痰热互结、寒凝血脉、血热妄行等所致的"瘀"象。

察舌觉

舌觉，包括舌的味觉和感觉两种功能。察舌觉是通过感受舌的异常味觉和异常感觉，以辨别疾病的一种诊断方法。察舌觉虽不属于望舌范畴，但属于舌诊的范畴。望舌以视觉来观察，而察舌觉需询问患者舌的味觉和感觉来判断病情。

察舌觉的意义

舌觉异常以自我感觉异常为主，察舌觉以询问诊舌，对患者自述的异常舌觉，进行综合分析，以了解推断病情，并作为重要参考依据。察舌觉不仅可查出疾病来，而且还可推断其病情的程度。舌觉改变轻微，则提示病轻；舌觉改变明显，则提示病重。此外，舌觉的增减还可提示疾病的进退情况。

舌的味觉

舌面的味蕾和味觉神经控制着舌的味觉，让人能感受苦、酸、辛、咸、甘、淡等滋味。

肝胆有热

舌苦

舌苦指自觉舌上有苦味。苦为胆味，胆汁分泌排泄与肝之疏泄有关。正常情况下，胆汁的分泌与排泄，在肝的疏导之下，循经下泄，而不上逆于口，故无舌苦症状。苦属火，火气盛则苦，故口苦与肝胆有热有关，多为肝胆经内有郁热，胆热上蒸，胆气上溢或肝移热于胆所致。

肝热上蒸

舌酸

舌酸指自觉舌上及口中时有酸味，甚者闻之有酸气。舌酸应与吞酸相鉴别：吞酸为胃中酸水上泛；舌酸则是自觉有酸味，而无酸水泛出。酸为肝味，舌酸为肝胆之热侵脾，肝热上蒸所致，脾虚肝旺者多舌酸。

肺热壅盛

舌辛

舌辛指自觉舌上有辛辣味，或伴有麻辣感。辛辣味是咸味、热觉及痛觉的综合感觉，所以，自觉口辣的患者舌温可能偏高。现代医学认为舌乳头炎的部分患者可能因长期精神紧张或激素水平紊乱所致，舌辛多为肺热壅盛或胃火上炎所致。

肾虚之证

舌咸

舌咸指自觉舌上有咸味，犹如口中含盐粒一般，甚则有咸味痰涎排出。咸为肾味，口咸多为肾阳虚不摄，寒水上泛；或肾阴虚，虚火逼肾液上溢所致。

脾胃湿热

舌甘

舌甘指自觉舌上有甜味，此时即使饮白开水亦觉味甜。甘味入脾，故舌甘与脾关系密切。舌甘多因过食辛辣厚味之品，滋生内热或外感邪热蕴积于脾胃，脾胃湿热与谷气相搏，热蒸上溢于舌所致。亦可见于部分冠心病患者植入支架手术后。

脾失健运

舌淡

舌淡指自觉口中无味，即舌上味觉减退，或味觉迟钝不敏锐，无法尝出饮食滋味。舌淡多与脾失健运有关，或为脾胃湿阻，或为脾胃气虚，亦可见于寒证。现代医学认为舌淡多见于炎症的初期或消退期，以肠炎、痢疾以及其他消化系统疾病为多见，还可见于大手术后的恢复阶段。

舌的感觉

舌背黏膜的舌神经和舌根黏膜的舌咽神经控制着舌的感觉，让人能感受热、痛、麻、胀、涩、痒等感受。

火邪内盛

舌热

舌体对冷或热的刺激有感觉，如汤太烫、水太冷等，这属于正常的感觉。如果没有冷热的刺激，舌体却出现冷或热的感觉，为舌温觉异常，如舌热、舌下冷等。舌热多伴舌痛或肿，多因火邪内盛上炎于舌所致。

内火上炎

舌痛

舌上有火烧样疼痛感，又称"舌灼痛""舌本痛"。其疼痛性质除了呈灼样疼痛外，还有辛辣痛、干燥痛、麻木痛、涩痛等感觉。舌尖红赤灼痛为心火上炎；舌肿而灼痛为心脾有热；舌生疮疡而灼痛，或为心经热毒上炎，或为肾阴不足，虚火上炎。

血虚肝风

舌麻

舌麻木而感觉减退，甚则刮、戳、搔其舌，麻仍不解者。舌麻多见于血虚、肝风、痰阻等。血虚者舌体失养故麻木不仁；肝阳偏亢则化风，筋脉拘急则舌麻震颤，或舌强语謇，吞咽不利，多为脑卒中先兆。

气滞

舌胀

自觉舌体肿胀，但未必见有舌体增大。舌胀不同于舌肿、舌胖，舌肿、舌胖均有不同程度的舌体增大，而舌胀则是舌体的异常感觉，未必伴有舌体增大。舌胀常见于气滞，可因外感风寒、心经郁火、心脾热盛、脾虚寒湿等引起。

燥热生津

舌涩

舌干涩，舌上有如食生柿子的感觉。这主要是燥热伤津所致，常与干燥糙裂舌同时出现。脏腑阳热偏盛，气火上逆，也可致舌干涩。有些恶性肿瘤，尤其到晚期，也会出现舌味觉苦涩。

阴虚内热

舌痒

舌体的色泽和形态无明显异常，但舌体感觉奇痒欲抓搔。一般认为舌痒多为心肾阴虚或心火炽盛所致，也有因风邪而致舌痒者。

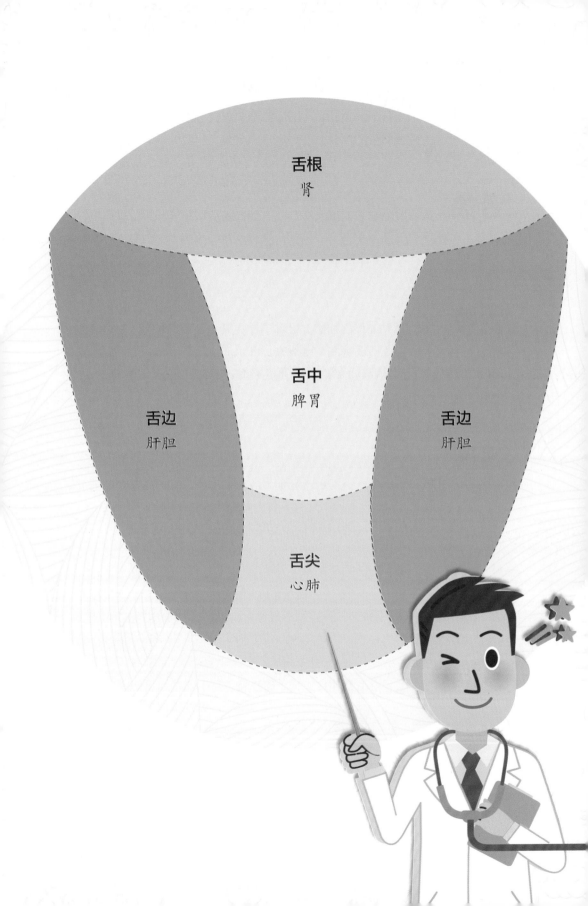

第三章

看 舌象，辨体质

现实生活中，人们因遗传、环境、饮食、生活习惯等不同，体内的寒热、虚实、阴阳、燥湿等特征也不同，从而出现了不同的体质。

在舌象的表现上，不同体质之间相差甚多。本章主要介绍了 7 类体质的舌象特征，并针对每类体质给出了相应的调理方法，以帮助读者辨别体质，对症调理身体。

伸伸舌头，快速自测体质

体质	舌象	特点
气虚体质	舌淡红，舌边有齿痕	肌肉松软不结实，平素语音低弱，气短懒言，容易疲乏，精神不振，易出汗，性格内向，不喜冒险
阳虚体质	舌淡胖嫩	肌肉松软不结实，平时怕冷，四肢不温，喜欢温热食物，精神不振，性格多沉静、内向
阴虚体质	舌红少津	形体偏瘦，手足心热，容易口燥咽干，喜食寒凉，大便干燥，性情急躁，外向好动、活泼
痰湿体质	舌体胖大，苔白腻	形体肥胖，腹部肥满松软，面部皮肤油脂较多，多汗且黏，胸闷，痰多，喜食肥甘甜黏，性格偏温和、稳重，善于忍耐
湿热体质	舌质偏红，苔黄腻	形体中等或偏瘦，面垢油光，易生痤疮，口苦口干，身重困倦，大便黏滞不畅或燥结，小便短黄，男性易阴囊潮湿，女性易带下增多，容易心烦急躁
血瘀体质	舌暗或有瘀点，舌下络脉暗紫或增粗	胖瘦均见，肤色晦暗，色素沉着，容易出现瘀斑，口唇暗淡，易烦，健忘
气郁体质	舌头尖尖的，舌边和舌尖发红	形体瘦者为多，神情抑郁，情感脆弱，烦闷不乐，性格内向不稳定、敏感多虑

分清阴阳助舌诊

阴阳学说是中国古代的一种哲学理论，阴和阳代表着相互联系又相互对立的事物属性。以部位来分，体表属阳，体内属阴；背部为阳，腹部为阴。以内脏来分，五脏藏精气而不泻属阴，六腑传化物而不藏为阳。

正常情况下，人体中的阴和阳之间保持着相对平衡的状态，一旦某种原因导致阴阳平衡被打乱，就会产生疾病。在疾病的治疗中，同样是发热，因人而异可用不同的方法治疗；同是痢疾病，有湿热和虚寒等不同的证型，要用不同的方法治疗，这叫"同病异治"。而不同疾病，只要症状相同，便可以用同一种方法治疗，这叫"异病同治"。

综上所述，在分辨体质和辨析舌象时要弄清阴阳，以获得更准确的判断结果。

	特征	舌象	
阳性体质	● 喜冷喜寒，不耐暑热。 ● 皮肤发红，经常油光满面。 ● 尿液颜色深而黄，量少。 ● 四肢较热，手掌厚实有力。 ● 容易发热、出汗，体味较重。	● 舌色较红。 ● 舌苔发黄或少苔。 ● 有的舌面有裂纹，呈现热象特征。	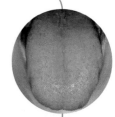
阴性体质	● 畏寒怕冷，喜暖喜热。 ● 皮肤苍白，没有光泽。 ● 尿液颜色浅而透明，量多。 ● 四肢不温，手掌、手指细长绵软。 ● 运动时不流汗或流汗少。	● 舌质颜色浅淡，发白。 ● 舌苔发白。 ● 舌头嫩，边缘有齿痕，呈现虚象、寒象特征。	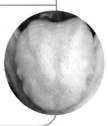

10 种阴性食物

苦瓜　空心菜　马齿苋　鱼腥草　菠菜

苦菜　莲子心　丝瓜　黄瓜　芹菜

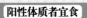

阳性体质者宜食

10 种阳性食物

生姜　韭菜　小茴香　花椒　胡椒

南瓜　香菜　板栗　洋葱　大葱

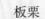

阴性体质者宜食

气虚体质

有些人干什么都提不起精神，很容易疲劳，这多是体内气不足导致的气虚。气虚体质是以元气不足、气息低弱等为主要特征的体质状态。

气虚体质者都有什么症状表现

气虚体质大多是因为先天禀赋不足、长期饮食失调、情志不畅或久病、年老体弱等造成的主要症状，主要表现为面色苍白，体倦乏力；体型偏胖或偏瘦，不喜运动；经常气喘吁吁，稍一活动就出汗。

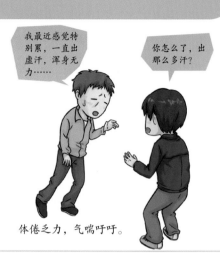

我最近感觉特别累，一直出虚汗，浑身无力……

你怎么了，出那么多汗？

体倦乏力，气喘吁吁。

气虚体质者应如何调理

气虚体质者多是元气不足，所以调理时应以补气为主要原则，可以从饮食、中药、经络穴位等几方面进行调理。

饮食调理

多吃性温的食物

气虚者适宜吃一些性质偏温的补益类食物，如鸡肉、牛肉、鳝鱼、黄豆、白扁豆、山药、大枣、板栗、樱桃、葡萄等，在家可以做黄芪山药粥、八宝粥、牛肉粥等进行食疗。

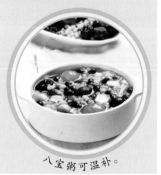

八宝粥可温补。

中药调理

宜用益气补虚类药物

气虚体质者培补元气宜食补气中药，如人参、黄芪、白术等，以补益脾气、肺气，改善气虚症状。以上药物可做成药膳或代茶饮用。人参当归茶、四君子汤都是不错的选择。

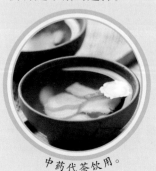

中药代茶饮用。

运动调理

轻量运动，培补元气

气虚者不宜做剧烈运动，也不宜久卧，宜做轻量运动。慢跑、散步、瑜伽等都是比较适宜的运动方式，能增强心肺功能。

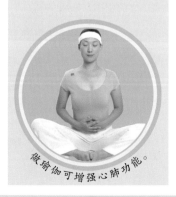

做瑜伽可增强心肺功能。

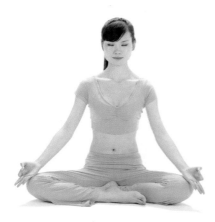

可以通过静坐和呼吸修复生命能量，恢复生命活力，贯通气血，培养正气，以平衡阴阳、协调脏腑、疏通经络、活跃气机。

不要在过饥或过饱的情况下练习。

日常生活调养

日常生活养生，也是气虚者恢复健康很重要的一部分。

气虚体质者应注意一些饮食禁忌，不宜食辛辣、油腻、寒凉以及下气的食物，如辣椒、肥肉、西瓜、苦瓜、冰镇食物等。

要时常调整心情，不能太劳累、太忧思；要时常进行心情疏导，排解郁闷。可以通过听音乐、旅游、运动等方式放松心情。

要注意顺时养生。春秋季节昼夜温差大，要注意防寒保暖。夏季可喝酸梅汤、西洋参茶等清热补气。冬季注意防风御寒，冬至后可吃些羊肉、老母鸡等补气的食物。

穴位疗法

按摩穴位增强身体抵抗力

气虚体质者日常调养以按摩、艾灸等温补疗法为主，能益气健脾、增强抵抗力。可选用膻中穴、气海穴、足三里穴来培补元气，选用肺俞穴、脾俞穴和肾俞穴来调补肺、脾、肾。按摩时间以每个穴位3~5分钟为宜，艾灸时间以每个穴位10~15分钟为宜。

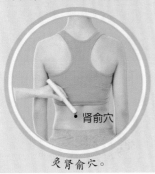

灸肾俞穴。

保养禁忌

气虚体质者忌熬夜

气虚体质者本身就容易生病、易疲劳，所以更不能熬夜。经常熬夜，身体脏腑得不到充分的休息，久而久之脏腑功能就会下降，很容易患感冒、胃肠疾病。经常熬夜也会导致白天劳累、没有精神，容易出现记忆力不集中、反应迟钝、神经衰弱等问题。

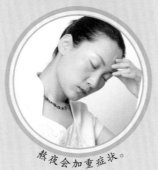

熬夜会加重症状。

胖大瘀点舌——气虚血瘀

　　舌质暗淡胖大，舌苔薄，舌前半部分有较明显的一片瘀点或瘀斑。舌体胖大，说明脾胃气血亏虚；舌色暗淡，舌尖有瘀点，说明气血瘀滞。这种舌象多是身体气血虚弱，血液运行不畅，日久致瘀引起的。

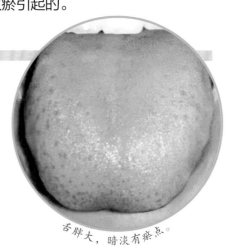

▼病理舌象其他症状表现

　　此舌象患者往往会出现乏力、易疲劳、怕冷，运化无力而致的腹胀、不思饮食等症状。大多数患者还会伴有身体某一部分的疼痛不适，且持续时间长。

舌胖大，暗淡有瘀点。

▼如何调理

　　此舌象患者气血虚弱是根本原因，故以益气、化瘀通络为调理原则。

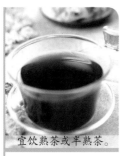

宜饮熟茶或半熟茶。

日常养护

不吃生冷、油腻食物；饮茶可以选用普洱等熟茶或者半熟茶，而绿茶等偏凉的茶不宜多饮；睡眠时间要充足，以8~10小时为宜。

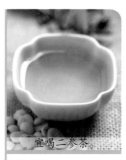

宜喝二参茶。

食疗方

取明党参、丹参、茶叶各15克，研细末备用，每次取3克，沸水冲服。二参茶有补气、活血化瘀的作用，能改善气虚血瘀的症状。

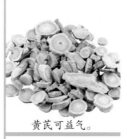

黄芪可益气。

中药方

在药物选用时以黄芪来益气。此外，由于气虚是主要矛盾，祛瘀时可使用丹参、川芎、当归、鸡血藤等养血活血的药物来祛除血中的瘀滞。

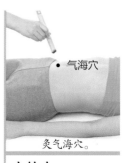

气海穴

灸气海穴。

穴位方

在气海穴、关元穴或者肾俞穴部位加用灸法，在疼痛局部用针刺的手法。此外，加用血海穴、三阴交穴等灸法。

暗红舌，薄腻苔——正气亏虚

舌色暗红，舌面湿润，舌中部有一层薄薄的腻苔。舌色暗淡说明正气亏虚，心血不足；薄腻苔说明运化失司，水液不化，聚而成湿。

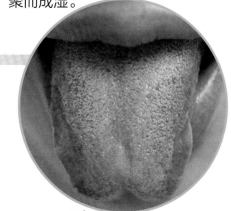

舌暗红，苔薄腻。

▼ 病理舌象其他症状表现

此舌象多是正气亏虚、中焦运化不利引起的。患者会伴有全身乏力、记忆力减退、胃口差、大便异常等一系列症状。

▼ 如何调理

此舌象主要原因是正气亏虚、中焦运化不利。患者调理应该以健脾宁心、补气养血为基本原则。

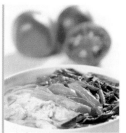

多食健脾益气的食物。

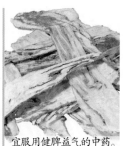

宜服用健脾益气的中药。

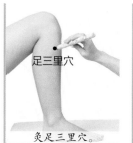

足三里穴

灸足三里穴。

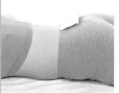

促进身体气血循环。

日常养护
气虚体质者宜食有健脾益气作用的食物，不宜食用生冷苦寒、辛辣热燥以及寒热偏性比较明显的具有耗气作用的食物。可以多食菠菜、番茄、芹菜等蔬菜。

中药方
中药以黄芪、当归、山药、太子参等健脾胃、养气血的药物为主，可配合使用泽泻、茯苓等化湿利水的中药。

穴位方
可艾灸足三里穴、中脘穴、关元穴。除刺激穴位以外，应适当锻炼，多接触大自然，帮助恢复机体自身的抗病能力。

热敷方
粗盐500~1 000克，桂皮、葱各适量。将所有材料放入锅中炒热，或者用微波炉加热，然后用布袋装好，敷于腰骶部，时间为15~20分钟。

胖嫩镜面舌——脾气阴两虚

舌色偏红，舌质嫩，舌体胖大，舌苔全无，即胖嫩镜面舌。舌色偏红说明有内热，但由于舌质是嫩的，所以这种热应该是虚热，舌体胖大是脾气不足的表现，而镜面舌是阴液大伤的外相。

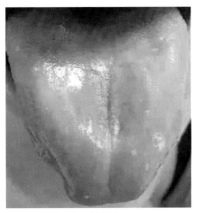

胖嫩镜面舌。

病理舌象其他症状表现

此舌象是典型的气阴两虚的表现，而且这种偏虚的病位在脾，可见乏力、气短、精神萎靡、消化较差等一系列的全身症状，严重者会出现心理或精神上的问题。

如何调理

此舌象患者的主要原因是气阴两虚，同时疾病的根源是脾虚，所以调理时应以健脾为主，兼顾肝肾。

日常养护

多食含蛋白质的食物

多吃富含蛋白质的食物，如肉类、豆类、牛奶；慎食芥菜、萝卜、大豆、花椰菜、油菜、核桃及辛辣食物。同时应保持规律的作息和充足的睡眠。

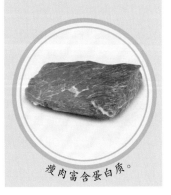

瘦肉富含蛋白质。

中药方

健脾益气、生津养阴

常用中药主要有枸杞子、生地黄以及太子参、黄芪、淮山药、白扁豆等。还可以使用六味地黄丸和参苓白术丸等成药。

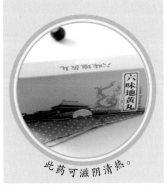

此药可滋阴清热。

穴位方

健脾益气

经常按揉肝俞穴、脾俞穴、肾俞穴、太溪穴、三阴交穴、足三里穴等穴位可健脾益气。每个穴位每次按摩3分钟左右。

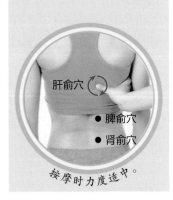

肝俞穴

● 脾俞穴

● 肾俞穴

按摩时力度适中。

暗淡舌——气阴双亏

舌质暗淡，舌体适中，舌尖红，少苔，有轻微瘀点，舌苔薄白，此类舌象称为暗淡舌。临床上这种舌象大多是病情复杂，长期气血双亏所导致的。

病理舌象其他症状表现

此舌象患者可见四肢无力、气短、容易疲劳、精神不振、头晕目眩、出虚汗等症状。

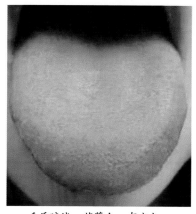

舌质暗淡，苔薄白，有瘀点。

如何调理

此舌象患者的主要原因是气血双亏，调理时以补气养血，兼以活血为主要原则。

日常养护

多食补气益血类食物

多食用具有补气益血作用的食物，如花生、黑木耳、大枣、鸡肉、羊肉等；忌食熏制、腌制的食物，控制糖、盐的摄入量。

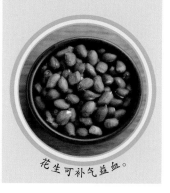

花生可补气益血。

中药方

扶正兼活血化瘀

药物以炙黄芪、太子参、猪苓、茯苓、赤芍、干地黄、当归、丹参、阿胶、炒白术等组方，以扶正为主，兼顾活血。可以服用八珍丸、健脾益气颗粒等中成药。

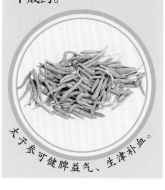

太子参可健脾益气、生津补血。

穴位方

补气养血

选择三阴交穴、昆仑穴、足三里穴等，可采用艾灸的方法，一般每个穴位艾灸时间以15~20分钟为宜。

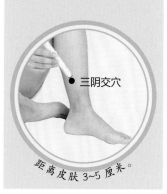

三阴交穴

距离皮肤3~5厘米。

胖淡舌，白苔——脾肺气虚

舌体颜色较正常舌偏淡，舌质较嫩，舌苔发白，舌体稍大，舌体两边有轻微的齿痕，这种舌象多由气虚引起。脾肺气虚、中气不足，故表现出舌质胖嫩，白苔等。

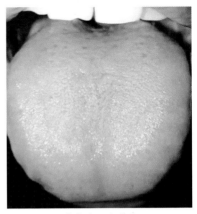

胖淡舌，白苔。

病理舌象其他症状表现

此舌象患者可见神疲乏力、气短懒言、头晕、头痛、出虚汗、便秘、手足发凉、畏寒怕冷等症状。

如何调理

此舌象患者的主要原因是脾肺气虚、中气不足，调理时以补气健脾为主。

日常养护

学会劳逸结合

增加膳食纤维的摄入量，可以多吃粗粮、杂粮；摄取足够的水分，每日水分摄入约为2 000毫升；忌烟酒，少喝浓茶、咖啡等饮料；加强体育锻炼，增强体质。

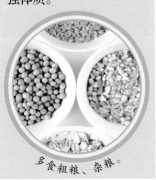

多食粗粮、杂粮。

中药方

补中益气、健脾养胃

适宜用人参、黄芪、白术、炙甘草、当归、陈皮、升麻、柴胡、火麻仁等组方。成药可以选用补中益气丸。

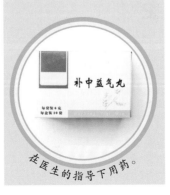

在医生的指导下用药。

穴位方

补气健脾

常用穴位有百会穴、气海穴、大肠俞穴、关元穴、足三里穴。可以采用补法按摩，配合艾灸效果更好。

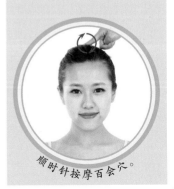

顺时针按摩百会穴。

齿痕胖淡舌，白苔——脾胃虚弱

舌质淡，舌苔白，舌体胖大，舌两边有明显齿痕，多是脾胃虚弱，脾气不能生发，水谷运化障碍，清浊不分，并走大肠所致。

病理舌象其他症状表现

此舌象多见于亚健康人群，可见消化不良、完谷不化、腹胀腹泻、身体容易疲倦、四肢乏力、大便不成形、小便色淡清长等症状。

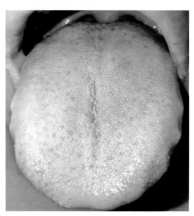

齿痕胖淡舌，白苔。

如何调理

此舌象表明患者脾胃虚弱，调理适宜采用健脾养胃、补气、化湿止泻的方法。

日常养护

温性食物健脾胃

平时多吃健脾养胃的食物，如山药、莲子、红薯、香菇、薏苡仁、大枣、蜂蜜、板栗、芡实及牛肉等；少吃西瓜、梨、柚子、冬瓜等寒凉、偏泻的水果蔬菜。

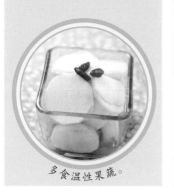

多食温性果蔬。

中药方

宜用补益脾胃类药物

可用人参、白术、茯苓、甘草、山药、桔梗、白扁豆、莲子肉、砂仁、薏苡仁、陈皮、大枣、干姜等组方。成药可以选用参苓白术丸、健脾丸等。

宜选用补益脾胃的药物。

穴位方

健脾养胃、补气

可选取脾俞穴、胃俞穴、中脘穴、天枢穴、关元穴、足三里穴、三阴交穴等，采用补法，进行艾灸、按摩等。

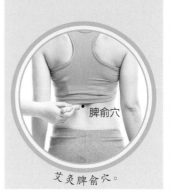

艾灸脾俞穴。

淡薄舌，白苔——肺肾气虚

舌质淡，舌体较薄，舌苔白，舌边缘有轻微的齿痕。这种舌象多是肺肾气虚、肃降失常所致。

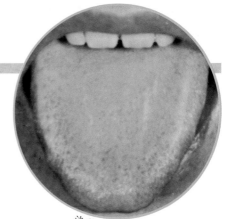

▼ 病理舌象其他症状表现

此舌象患者可能患有咳嗽，咳嗽时无痰或有少量稀白痰，伴有气短、面色发白，有的还会出现声音低微、感冒、腰冷、下肢沉重等症状。

淡薄舌，白苔。

▼ 如何调理

此舌象患者的病因是肺肾气虚，故应以补肾纳气、止咳润肺为调理原则。

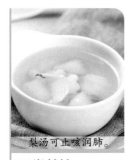

梨汤可止咳润肺。

日常养护

肾虚咳嗽患者，要少吃凉性水果蔬菜，如冬瓜、苦瓜、雪糕等；要注意饮食、心情、体育锻炼的整体调整；注意防寒保暖。

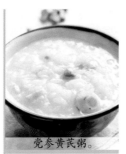

党参黄芪粥。

食疗方

取党参、黄芪各15克，大米60克，一起煮粥。此粥能补气，适合气虚的患者食用。

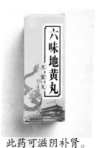

此药可滋阴补肾。

中药方

可用熟地黄、山茱萸、山药、茯苓、泽泻、牡丹皮、人参、蛤蚧、白术、五味子等组方。成药可以服用六味地黄丸和参蛤丸，可滋阴补肾、养肺清热。

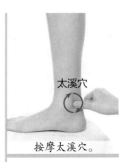

按摩太溪穴。

穴位方

多按摩肾俞穴、太溪穴、肺俞穴、太渊穴、膏肓穴、足三里穴、膻中穴、丰隆穴等。常用补法或灸法。

暗红舌，黄腻苔——痰湿瘀滞

此类舌象的主要特征是舌质暗红，舌中后部苔黄腻，舌边有齿痕。黄腻苔且边有齿痕说明痰湿重且有化热的趋势，位于舌根后部，说明病位偏于下焦；舌色暗淡，提示体内气血瘀滞。

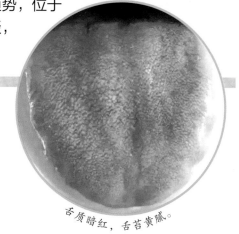

▼病理舌象其他症状表现

此舌象表示体内正气不足，下焦痰湿，气滞血瘀。患者同时可见咳嗽、心悸、胸胁胀闷、四肢浮肿、面色黄暗等症状，还有可能伴有腰膝酸软、小腹坠胀。

舌质暗红，舌苔黄腻。

▼如何调理

此舌象患者应以健脾除湿、行气化瘀为主要调理原则。

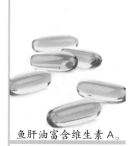

鱼肝油富含维生素 A。

日常养护

平时应注意多食用新鲜蔬果，以及富含维生素 A 和类胡萝卜素的食物，比如动物的肝脏、鱼肝油、奶类、蛋类、鱼卵等。

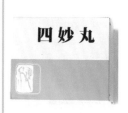

此药可清热利湿。

中药方

可选党参、白术、茯苓、柴胡、当归等药物。也可以采用黄柏、苦参、虎杖等药物煎汤外洗患处以清热解毒除湿。对症成药有四妙丸、参苓白术丸、加味逍遥丸等。

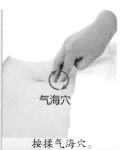

按揉气海穴。

穴位方

日常生活中可以取气海穴、关元穴、子宫穴、足三里穴、期门穴、太冲穴等进行按摩，可行气、补气、活血化瘀。

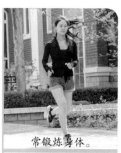

常锻炼身体。

运动调理

应注意劳逸结合，经常锻炼身体，可选散步、慢跑、打球、武术等方式。作息也要规律，还要养成良好的生活习惯。

瘦小舌，薄腻苔——肝肾亏虚

舌体瘦小，舌苔薄腻，舌面多津液。此舌象表示气血不足，肝脾肾亏虚；舌面津液较多，说明体内有湿邪。

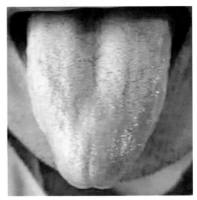

病理舌象其他症状表现

此舌象患者可见面色萎黄、肩背腰腿酸痛、食欲缺乏、头昏脑涨、骨质疏松、四肢无力等症状。

舌体瘦小，舌苔薄腻。

如何调理

此舌象是患者肝肾亏虚的表现，调理建议以调补气血、补益肝肾、祛除湿邪为主。

日常养护

调补肝肾为主

调补肝肾的食物有枸杞子、木耳、莲子、山药、芋头等；忌食辛辣刺激、油腻的食物，如辣椒、火锅、炸鸡等食品；此外还要适量运动，以免肌肉劳损。

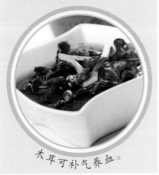

木耳可补气养血。

中药方

健脾益肾、养肝养血

药物以白术、黄芪、茯苓、桂枝、牛膝、枸杞子等为主。成药可选用归脾汤配合健脾益肾颗粒。

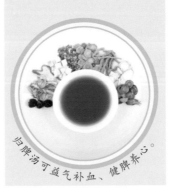

归脾汤可益气补血、健脾养心。

穴位方

补气血、补益肝肾

可取大椎穴、肩井穴、足三里穴、合谷穴、太冲穴、肝俞穴、脾俞穴、外关穴、丰隆穴、肾俞穴等进行按摩调理；还可以使用刮痧板刮拭疼痛部位，以舒筋活血。

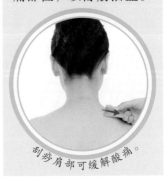

刮痧肩部可缓解酸痛。

暗淡舌，黄腻苔——脾肺两虚

舌苔黄腻，舌质暗淡，舌体两边有齿痕，此舌象提示脾肺两虚。

病理舌象其他症状表现

此舌象大多是由脾气虚和肺气虚引起的，可见面色少华、手足不温、怠倦食少、便溏、咳嗽、短气、痰多等症状。

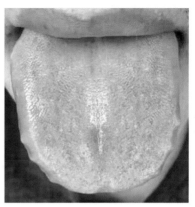

舌质暗淡，舌苔黄腻。

如何调理

此舌象多由脾肺气虚引起，调理应以补脾益肺、扶正祛邪为主要原则。

日常养护

饮食运动要平衡

饮食要清淡，多食富含维生素 A 与 B 族维生素的食物；尽量少食辛辣、炒、炸的热性食物；作息合理，劳逸结合，不要连续熬夜；还要积极参加体育锻炼，增强抵抗力。

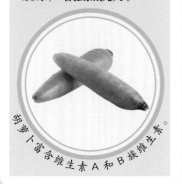

胡萝卜富含维生素 A 和 B 族维生素。

中药方

健脾气、益肺气

中药多用黄芪、甘草、人参、茯苓、白术、五味子、麦冬、干姜、紫菀、款冬花等组方。成药可以选择参苓白术丸、补肺丸等。

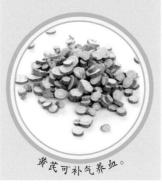

黄芪可补气养血。

穴位方

补脾益肺、扶正祛邪

选择印堂穴、迎香穴、尺泽穴、列缺穴、风门穴、脾俞穴、肺俞穴、百会穴、合谷穴等进行按摩，每个穴位按摩3分钟左右，力度适中。

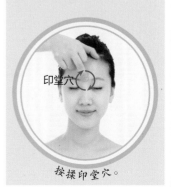

印堂穴

按揉印堂穴。

淡白舌，薄白腻苔——气血两虚

舌质淡白，苔薄白腻，舌面有细碎的裂纹，舌体胖大。舌质淡白，说明体内气血不足；薄白腻苔，说明体寒且湿气内生；舌中有裂纹，说明津液不足。

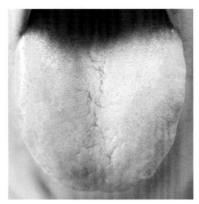

病理舌象其他症状表现

此舌象提示患者身体气血两虚，可见神疲乏力、口干少饮、食欲缺乏、心慌气短、面色苍白、心烦意乱等症状。

舌质淡白，苔薄白腻。

如何调理

此舌象表示患者气血不足，体内有湿气，调理应以补气养血、健脾益气、清胃降逆为主。

日常养护

多食补气滋阴的食物

平时多吃一些补气滋阴的食物，如莲子、薏苡仁、银耳、百合等；忌食或少食耗气伤阴的食物，如辣椒、肥肉等；早晚可选散步、打太极等方式运动。

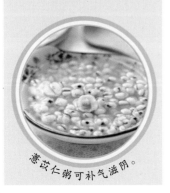

薏苡仁粥可补气滋阴。

中药方

宜用补养气血类药物

可选用西洋参、酸枣仁、黄芪、莲子等组方。成药可选用八珍汤加葛根汤等。

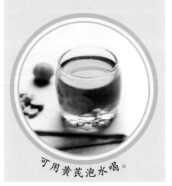

可用黄芪泡水喝。

穴位方

补气养血、健脾益气

选取期门穴、肝俞穴、脾俞穴、内关穴、上脘穴、中脘穴、关元穴、膻中穴、三阴交穴、足三里穴、风池穴、大椎穴、气海穴等穴位进行按摩，可补气养血、健脾益气。

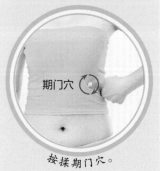

期门穴

按揉期门穴。

胖大舌，薄白苔——脾气亏虚

舌体胖大，舌头颜色较淡，舌苔薄白，舌体两边有齿痕。舌体胖大，有齿痕，说明体内有痰湿；舌色和舌苔发白，说明体内有寒气。

病理舌象其他症状表现

此舌象表示患者因脾虚而导致体内有痰湿，可见怕冷、大便溏泄、小便清长、四肢发冷、疲劳困倦、免疫力低下、少气懒言等症状。

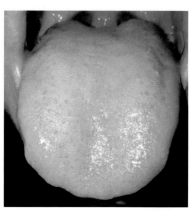

舌体胖大，舌苔薄白，舌边有齿痕。

如何调理

胖大舌的形成多与脾气亏虚，导致体内水湿内停有关，调理应以健脾补气、祛湿化痰为主要原则。

日常养护

锻炼、食疗

要改善身体状况就要坚持锻炼身体，适当地做保健操或瑜伽。另外，可多食用一些具有健脾补气、化痰祛湿功效的食物，如莲子、薏苡仁、茯苓、大枣、山药、白扁豆、丝瓜等。

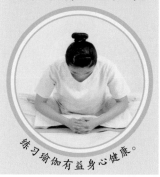

练习瑜伽有益身心健康。

中药方

分清证型选药物

如果脾胃湿气过重，可服用平胃散来健脾燥湿；如果是脾阳虚，可服用附子理中丸来温脾散寒。

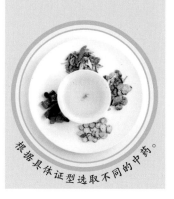

根据具体证型选取不同的中药。

穴位方

祛湿除湿是关键

如果脾胃水湿过盛，可通过穴位疗法来祛湿，丰隆穴和承山穴是除湿要穴，可通过拔罐或按摩的方法来调理。

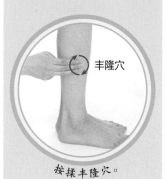

丰隆穴

按揉丰隆穴。

阳虚体质

阳虚体质是指当人体脏腑功能失调时，易出现体内阳气不足、阳虚生里寒的症状，多因先天禀赋不足，加之寒邪外侵或过食寒凉的食物，忧思过度而发病。

阳虚体质者都有什么症状表现

阳虚体质者大多数是肾阳不足所致，主要症状表现为常年手脚冰凉；比较怕风怕冷，甚至夏天也不敢吹风扇或空调；经常腰膝酸软。

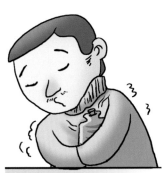

阳虚体质的人怕风怕冷。

阳虚体质者应如何调理

阳虚体质者多是阳气不足，所以调理时应以温补阳气为主要原则，可以从饮食、中药、经络穴位等几方面进行调理。

饮食调理

多食温热性食物

食物有温热寒凉之分，比如桂圆、荔枝就是温热性食物，而西瓜、香蕉就是寒凉性食物。阳虚体质者阳气不足，体内寒凉，应多吃祛寒、补阳的温热性食物，少吃寒凉性食物。

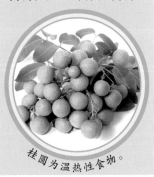

桂圆为温热性食物。

中药调理

宜用补阳祛寒类药物

阳虚体质者可选用补阳祛寒、温养肝肾之药物，常用的有制附子、冬虫夏草、巴戟天、肉苁蓉、菟丝子、肉桂等。阳虚反映到五脏上有心阳虚、肾阳虚和脾阳虚，调理时要区别对待。

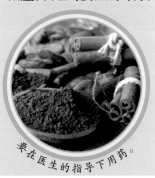

要在医生的指导下用药。

运动调理

运动生阳气

动能生阳，适当运动对阳虚体质者来说非常重要。但阳虚体质者不宜进行剧烈运动，运动以舒缓为宜，如散步、瑜伽等。夏季要避免大汗淋漓的状况，以免损伤阳气。

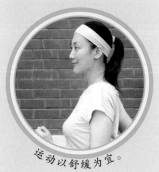

运动以舒缓为宜。

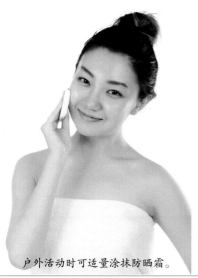

阳虚体质者皮肤一般比较干，易生斑，因此，在户外活动时要做一些防护，以免晒伤皮肤。

户外活动时可适量涂抹防晒霜。

穴位疗法

温补阳气是关键

阳虚体质者适合用艾灸给身体补充热量，然后再通过按摩来温通经脉，温养肢体。艾灸肾俞穴、命门穴可温补肾阳；按摩神阙穴可补阳补虚，改善睡眠；按摩阳池穴可改善血液循环，缓解手脚冰凉的症状。

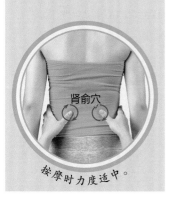

肾俞穴

按摩时力度适中。

保养禁忌

阳虚体质者忌寒凉

夏季本是阳气升发的季节。在正常情况下，人体发热，阳气也会顺应万物趋势呈升发状态。但若连续饮用冷饮，这些冷饮发出的寒气就会把体内的阳气给压制住，使阳气逐渐衰弱，所以要忌冷饮和冰镇食品。

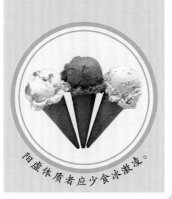

阳虚体质者应少食冰激凌。

日常生活调养

阳虚体质者除了必要的调养，在生活起居方面也要多加注意。

中医认为，早晨太阳初升，天地间的阳气开始升腾。此时可以拍手来振奋阳气，促进阳气的升发，疏通全身的气机。

虚寒之人应经常晒背部，借太阳的能量补一补阳气。晒背部不仅可以激发背部阳气，还可以通过经络循行激发全身阳气。

冬季天气寒冷，人需要调动体内的阳气来抵抗外界的寒冷，所以阳虚体质者要注意防寒保暖。

淡白胖嫩舌，滑苔——脾胃虚寒

舌质淡白，舌体胖嫩，舌苔白色，稀薄而滑，被称为"淡白胖嫩舌"。舌体胖嫩，说明脾胃虚弱；舌质淡白，说明气血不足；舌苔白并且稀薄而滑，说明身体虚寒。

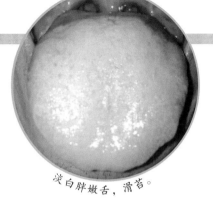

▼ 病理舌象其他症状表现

此舌象大多是由于脾胃虚寒、气血不足引起的。患者可见畏寒怕冷、四肢冰凉、气短懒言、神疲乏力、食欲不振等症状。

淡白胖嫩舌，滑苔。

▼ 如何调理

此舌象的形成多是脾肾两虚、阳气不足导致的，调理应以温暖脾胃、补益肾阳为主要原则。

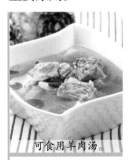

可食用羊肉汤。

日常养护

多食具有祛寒、暖脾胃作用的食物，如羊肉、鸡肉、荔枝、韭菜、山药、薏苡仁、白扁豆、大枣、莲子、鸡蛋、牛奶等。此外，饭后散步也可有助于增强脾胃功能。

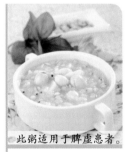

此粥适用于脾虚患者。

食疗方

取山药、莲子、大米、扁豆各30克，将山药洗净切碎，莲子去心后煮烂，再与大米、扁豆一起煮饭。此粥有很好的补益脾胃之气的作用。

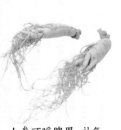

人参可暖脾胃、补气。

中药方

中药可选用人参、党参、白术等来健脾气；用干姜来散寒；用枸杞子、五味子、菟丝子来补益肝肾。方剂可选用理中汤和健脾益肾颗粒。

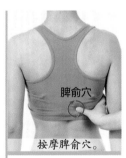

脾俞穴

按摩脾俞穴。

穴位方

取脾俞穴、胃俞穴、肾俞穴、足三里穴进行按摩，可健脾益气、补气活血；取条口穴、丰隆穴、关元穴进行艾灸，以滋肾、健脾化痰。

胖淡舌，边有齿痕——脾肾虚弱

舌色淡，苔白，舌体胖大，舌边有齿痕。舌色暗淡，呈现无血色的情况，说明体内气血运行不畅；舌体胖大，舌边有齿痕，说明体内有痰湿聚集，阳气虚。

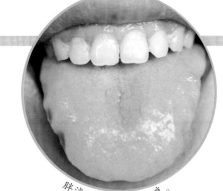

▼ 病理舌象其他症状表现

此舌象患者大多是由于阴阳两虚，肾失纳摄所致，可见长期精神抑郁、脘腹胀满、咽部异物感、失眠健忘等症状。女性患者常伴有乳房胀痛、乳腺增生、子宫肌瘤等肝气郁结等病症。

胖淡舌，舌边有齿痕。

▼ 如何调理

此舌象表明患者气血运行不畅、脾肾虚弱，调理应以温阳、滋肾、疏肝为原则。

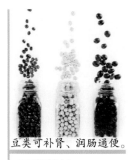

豆类可补肾、润肠通便。

日常养护

多食山药、薏苡仁、莲子等滋肾健脾的食物；可经常食用豆类，如黄豆、黑豆、红豆等；还要控制脂肪和蛋白质的摄入量，避免辛辣刺激性的食物，远离烟酒。

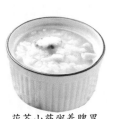

茯苓山药粥养脾胃。

食疗方

取茯苓15克，山药20克，二者和大米一起熬煮成粥。此粥能养脾和胃，适合脾胃虚弱的体虚者食用。

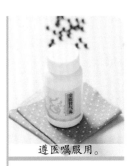

遵医嘱服用。

中药方

中药多用熟地黄、山药、山茱萸、茯苓、泽泻、牡丹皮、附子等。成药可用金匮肾气丸。

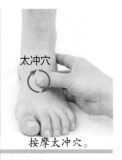

太冲穴

按摩太冲穴。

穴位方

可选择太溪穴、太冲穴、肝俞穴、肾俞穴、中极穴、命门穴等进行按摩，可起到固本培元的作用，也可使用艾灸的方法。

胖淡舌，白腻苔——寒湿内停

舌体胖大，舌质较正常舌质颜色淡，舌苔白腻并集中分布于舌中。舌体胖大，舌色较淡，说明脾虚导致体内水湿内停；舌苔白腻，表明体内虚寒且充满湿气。

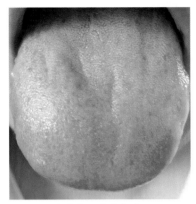

病理舌象其他症状表现

此舌象多由脾肾阳虚，寒湿内停，痹阻经络引起。患者可见畏寒肢冷、泄泻、四肢关节疼痛、颈肩酸痛、肩周炎、腰酸背痛等症状。

舌胖淡，舌苔白腻。

如何调理

此舌象的形成多与寒湿内停于经络，导致气血运行不畅有关，调理应以散寒化湿、温经通络为原则。

日常养护

饮食、运动补肾气

多吃补肾的食物，如猪腰、黑豆、核桃等；禁食生冷、寒凉、甜腻的食物；寒湿可导致腰部酸痛，可时常活动腰部，舒展腰肌，促进腰部肌肉的血液循环。

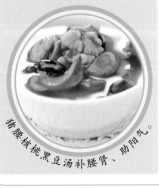

精腰核桃黑豆汤补腰肾、助阳气。

中药方

祛风湿、舒筋活络

可选用一些散寒祛湿的中药，如独活、桑寄生、五加皮、防风等，气血不畅还可加当归、白芍、川芎等活血理气的中药。代表方剂为舒筋活络丸和独活寄生丸。

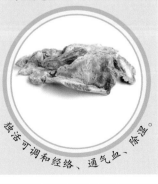

独活可调和经络、通气血、除湿。

穴位方

根据虚实选补泻

取穴一般选择肾俞穴、委中穴、阿是穴、风府穴、腰阳关穴等，按摩可以根据症状的虚实选择补法还是泻法。

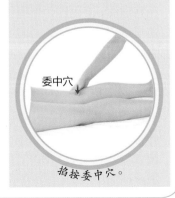

委中穴

掐按委中穴。

胖淡舌，嫩舌——脾肾亏虚

舌质胖淡，舌体较嫩，舌头颜色较淡。舌体较嫩，说明抵抗力或免疫力较差，是脾弱的表现；舌质胖淡，是阳气虚弱、水湿潴留的表现。阳气虚弱，温煦、推动功能受到影响，造成肾功能亏虚。

病理舌象其他症状表现

此舌象的患者还可见形寒肢冷、腰痛腿软、头昏、眼花、气短、四肢无力、身体疲乏、便溏等症状。

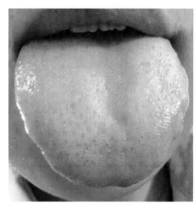

胖淡舌，舌体较嫩。

如何调理

此舌象的形成多与脾肾亏虚，造成体内水湿内停有关，调理应以健脾益气、温肾补阳为主。

日常养护

多吃补阳食物

脾肾阳虚者平日可经常食用一些性质温热、补益肾阳、温暖脾阳的食物，如羊肉、核桃、韭菜、荔枝、肉桂等。动能生阳，脾肾阳虚者还可做一些运动来补充阳气。

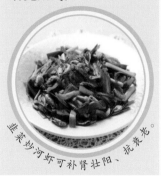

韭菜炒河虾可补肾壮阳、抗衰老。

中药方

温补脾肾

中药可选用附子温补脾肾，用白术来健脾燥湿，用人参来补气益脾。成药可选用真武汤、附子理中汤等。

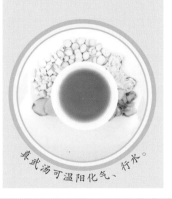

真武汤可温阳化气、行水。

穴位方

健脾补气、补肾壮阳

取关元穴、气海穴、中极穴、脾俞穴进行按摩，以健脾补气；取肾俞穴、足三里穴、丰隆穴进行艾灸，以补肾壮阳。

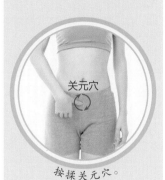

关元穴

按揉关元穴。

胖嫩舌，白滑苔——虚证、寒证

舌质较嫩，舌体柔软、浮胖，舌黏膜纹理细腻，舌面光洁滋润。胖嫩舌，说明体内阳气少，身体虚弱，主虚证、寒证；舌体柔软，说明气血两虚；舌苔白且稀薄而滑，说明体内水分过剩，体质虚寒。

病理舌象其他症状表现

内脏功能衰弱、营养代谢功能低下、机体抵抗能力差或者体质虚弱的亚健康人群容易出现此种舌象。患者可见神疲乏力、少气懒言、食欲不振、稍微运动就会出汗等症状。

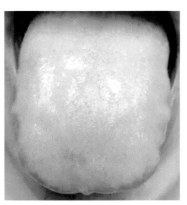

舌胖嫩，舌苔白滑。

如何调理

此舌象表示患者气血两虚、体内有寒气，调理应以温阳补气、补益肝肾、祛湿散寒为主要原则。

日常养护	中药方	穴位方
温补肾阳是关键 宜食羊肉、海参、板栗、生姜等具有温补肾阳作用的食物。注意保护好腰部，不要劳累，也不要使其受凉；注意防寒，避免风邪、湿邪等入侵。	**补肝阳、温肾阳、祛寒湿** 可选用吴茱萸、当归、桂枝、附子、鹿茸、肉桂、白芍等具有补肝阳、温肾阳、祛寒湿等作用的中药。	**补肾温阳、益气活血** 取涌泉穴、气海穴、关元穴、阳池穴、内关穴进行按摩，可补中益气、补肾温阳；取血海穴、足三里穴、三阴交穴进行艾灸，可健脾和胃、补气活血。

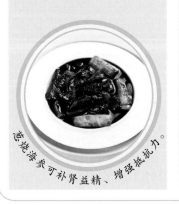

葱烧海参可补肾益精、增强抵抗力。

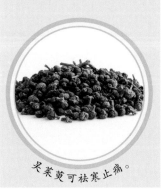

吴茱萸可祛寒止痛。

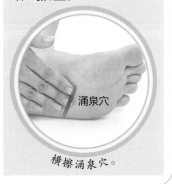

涌泉穴

横擦涌泉穴。

齿痕舌，薄白腻苔——脾肾阳虚

舌质胖嫩，颜色较正常舌浅，舌边有明显的齿痕，中后部舌苔薄白腻。舌质淡白而胖嫩，大多是阳气虚衰所致；舌边有明显的齿痕，说明脾虚导致痰湿内停；舌苔薄白而腻，说明阳气不足。

病理舌象其他症状表现

此舌象提示患者身体有虚证，脾肾阳虚。患者可见身重体沉、乏力、大便溏泄、四肢寒凉、食欲减退、小便清长等症状。

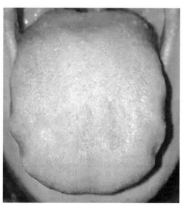

舌体胖大，有齿痕，薄白腻苔。

如何调理

此舌象多是脾肾阳虚导致的，调理应以健脾祛湿、温阳补肾为主要原则。

日常养护

补益肝肾、温暖脾阳

经常食用性质温热及具有补益肾阳、温暖脾阳作用的食物，如羊肉、鸡肉等；忌食肥甘厚味、易伤阳气的食物，如糕点、肥肉等。

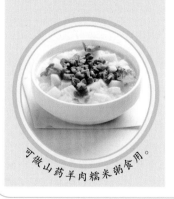

可做山药羊肉糯米粥食用。

中药方

健脾补虚

中药可选用附子、白芍、白术、干姜、茯苓、桂枝、党参、炙甘草等组方来健脾补虚。方剂可选用真武汤、附子理中汤等。

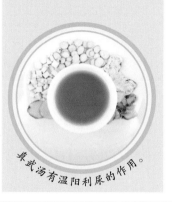

真武汤有温阳利尿的作用。

穴位方

健脾祛湿、补肾温阳

取神阙穴、气海穴、关元穴、中极穴、命门穴进行艾灸，以补肾温阳；取脾俞穴、肾俞穴、足三里穴、涌泉穴进行按摩，以健脾补肾。

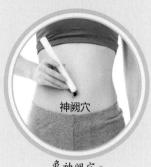

神阙穴

灸神阙穴。

阴虚体质

阴虚体质是由于体内津液、精液、血液等阴液亏少，导致人体阴液不足，滋润、制约阳热的功能减退，致使阴不制阳，而出现燥、热等表现。

阴虚体质者都有什么症状表现

阴虚会使体内的津液不足，机体失去相应的濡润滋养。阴虚体质者的主要症状表现为身体消瘦、面色偏红，经常感到口干舌燥、喉咙发干，总想喝水，偏爱冷饮，容易上火，口腔溃疡反复发作。

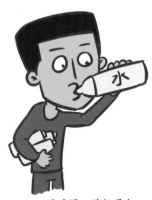

口干舌燥，总想喝水。

阴虚体质者应如何调理

阴虚体质者多是津液不足，所以调理时应以滋阴清热为主要原则，可以从饮食、中药、运动、穴位等方面进行调理。

饮食调理

多食滋阴生津的食物

阴虚体质者的饮食原则应以滋阴清热、滋养肝肾为主，宜食甘凉滋润、生津养阴以及富含膳食纤维和维生素的食物，忌吃辛辣刺激、煎炸爆炒以及脂肪、糖类含量过高的食物。

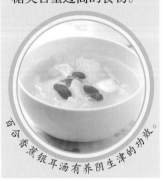

百合香蕉银耳汤有养阴生津的功效。

中药调理

宜用养阴润燥类药物

阴虚体质者要用滋阴润燥的药物进行调理。可以滋阴的中药有沙参、百合、麦冬、天冬、枸杞子、五味子等。日常生活中可以用这些中药制成药茶或药饮来食用，以改善阴虚的症状。

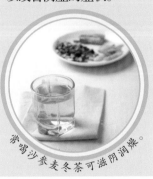

常喝沙参麦冬茶可滋阴润燥。

运动调理

宜静养，不宜剧烈运动

阴虚体质的人适合静养。这里所说的静养并不是静止不动，而是指运动量较小、动作较轻柔、中小强度的锻炼，如太极拳、瑜伽、散步等，以运动后微微出汗为宜。

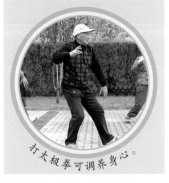

打太极拳可调养身心。

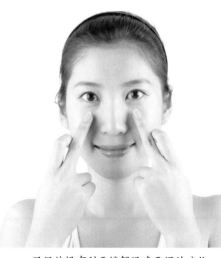

阴虚体质者由于津液减少会感觉眼干、眼涩，所以要减少用眼，用眼40分钟或1小时要休息一下，可远眺或做一下眼部按摩。

眼保健操有利于缓解眼睛干涩的症状。

穴位疗法

滋阴清热、生津

阴虚者调理方法以按摩、刮痧为主。先疏通经络3~5分钟，再辅以刮痧清热5分钟，可提升身体化生津液的能力。按摩然谷穴可升清降浊，主治阴虚火旺；按摩太冲穴、行间穴可滋补肝阴，疏肝解郁；刮痧三阴交穴可滋阴补血；刮肾经，可调和肾阴肾阳。

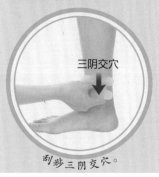

三阴交穴

刮痧三阴交穴。

保养禁忌

辛辣食物会加重症状

辣椒、姜、蒜等辛辣食物会化热生火，伤及阴液，易导致阳盛阴衰，尤其是北方气候干燥的地方。此外，辛辣食物多为发物，也不利于滋阴。所以，阴虚体质者应少食辛辣食物。

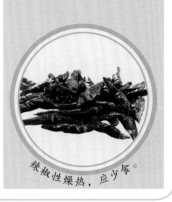

辣椒性燥热，应少食。

日常生活调养

阴虚体质者除了不能过度用眼、不能熬夜外，在生活起居方面也要多加注意。

中医认为，经过中度、深度烘焙的咖啡豆属性燥热，故阴虚者应少喝咖啡。长期喝咖啡，更易助长体内火气，出现口舌干燥、便秘等症状。

口渴是阴虚者典型症状之一。然而阴虚并非因为喝水少引起的，所以补阴也不是多喝水就能解决的，还需要从生活、饮食、运动等多方面综合调养。

阴虚者性情暴躁易怒，多是肝阴虚或肺阴虚引起的。无论是养肝还是养肺，首先要保持心情舒畅，心平气和，切忌经常忧伤。

裂纹舌，干苔——风阳伤阴

舌面上有明显裂沟，舌色较红，舌苔中部发黄，略厚并且干。此舌象是由于风痰上扰，在体内潜藏日久，伤及阴液，从而导致体内津液缺乏，无力濡养舌头，导致舌出现裂纹，发干。

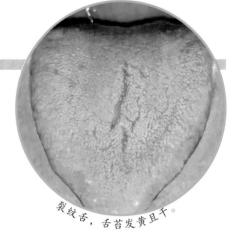

裂纹舌，舌苔发黄且干。

▼ 病理舌象其他症状表现

此舌象患者可见头晕、头重、肩臂部僵硬不适等症状，有时会伴有口干、消瘦等症状，严重者会由于风阳过亢而引起脑卒中等一系列疾病。

▼ 如何调理

此舌象多是风痰上扰伤阴导致的。患者调理应以平肝息风、化痰生津为主要原则。

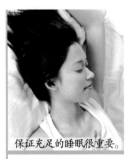

保证充足的睡眠很重要。

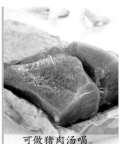

可做猪肉汤喝。

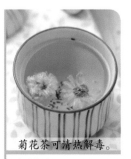

菊花茶可清热解毒。

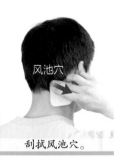

风池穴

刮拭风池穴。

日常养护
经常熬夜加班会损耗阴液，导致眼睛干涩、口干口苦，所以要按时作息，保证充足的睡眠。

食疗方
阴虚体质的人适宜食用寒凉滋润、滋补肝阴肾阴的食物，比如猪肉、海参、核桃、枸杞子等；忌食性温燥烈的食物。

中药方
宜用平肝息风类药物，以菊花、羚羊角等为主，兼用瓜蒌、麦冬等。羚羊角、菊花有助于平肝息风，瓜蒌、麦冬可清热生津。

穴位方
取风池穴、肝俞穴进行刮痧，以平肝息风；取丰隆穴、膻中穴进行按摩，以化痰增液。

瘦红舌，舌苔散状分布——肝肾阴虚

舌体瘦小、干瘪，并且很薄，舌质较正常舌偏红，舌苔呈散状分布。舌体瘦小、干瘪，并且很薄，说明身体营养不良，气血亏虚；舌质较红，是阴虚的表现。

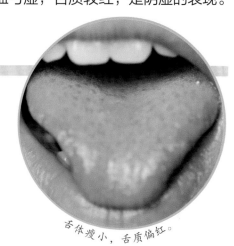

▼病理舌象其他症状表现

此舌象是由于肝肾阴虚，瘀毒内蕴而形成的。患者可见头晕目眩、眼干、容易疲劳、肢体麻木、口燥咽干、失眠多梦、胁肋隐痛、男性遗精、女子月经量少等症状。

舌体瘦小，舌质偏红。

▼如何调理

此舌象多是肝肾阴虚导致的。患者调理应以清热养阴、解毒化瘀为主要原则。

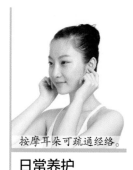

按摩耳朵可疏通经络。

日常养护

经常刺激耳朵，如拉耳垂、揉搓耳朵等，可以疏通经络，提高人体免疫力。

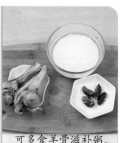

可多食羊骨滋补粥。

食疗方

多食羊骨、动物肝肾、黑芝麻、黑豆、山药、枸杞子等补益肝肾的食物；应少喝酒，少吃辛辣食物。

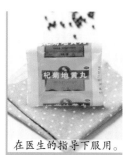

在医生的指导下服用。

中药方

宜用滋补肝肾类的药物。本证肝阴虚、肾阴虚同时并见，调理当以滋补肝肾为主，代表方剂有杞菊地黄丸和左归饮。

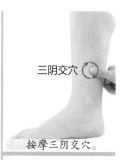

三阴交穴

按摩三阴交穴。

穴位方

取三阴交穴、肾俞穴、关元穴、中极穴进行按摩，以滋肝补肾、活血通瘀。

鲜红舌，少苔——阴虚火旺

舌质鲜红，舌苔少，舌体偏瘦，舌尖无舌苔，有瘀点。舌体红且舌苔少或者无苔，表示阴虚内热。因血得热则行，热盛则气血沸涌，舌体脉络充盈，舌色鲜红。热久则津液损伤，营养被耗，舌体随之变瘦薄。

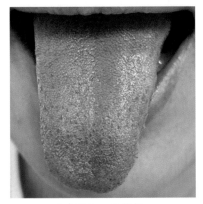

舌色鲜红，舌苔少。

病理舌象其他症状表现

此舌象大多是肾阴不足，不能上济于心，导致心火偏旺引起的。患者可见心悸不安、烦躁、失眠、头晕目眩、耳鸣、口干舌燥等症状。

如何调理

此舌象多是阴虚火旺导致的，因此调理应以滋阴降火、益气安神为主要原则。

日常养护

清润饮食搭配适当运动

时令瓜果、蔬菜和菌类皆可食用；适合做中小强度、间断性的运动，可选择太极拳、太极剑等动静结合的传统健身项目；忌熬夜，防止耗伤阴血。

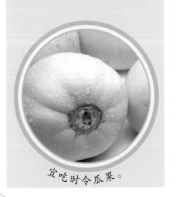

宜吃时令瓜果。

中药方

滋阴清热、补气生津

中药可选用西洋参、玄参、丹参、五味子、天冬、麦冬、柏子仁、酸枣仁、生地黄等，以达到滋阴清热、补气生津的效果。

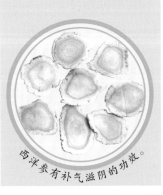

西洋参有补气滋阴的功效。

穴位方

滋阴降火、益气安神

取然谷穴、少海穴、太冲穴、行间穴进行按摩，可以降火滋阴、补益肝肾；取肾经、膀胱经进行刮痧，能强肾补阳。

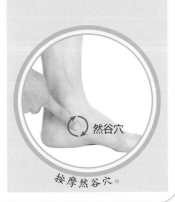

然谷穴

按摩然谷穴。

裂纹红绛舌——内热伤阴

舌质红绛，舌面有形状各异、深浅不一的裂纹，舌苔较少。舌体绛红，少苔，说明热入营血，阴虚内热；舌上有裂纹，说明里热较盛，是耗伤津液所致。

病理舌象其他症状表现

此舌象多是阴虚火旺，热盛伤阴日久，津液亏损，不能濡养舌头，从而导致舌面出现裂纹。患者或有口干舌燥、心烦不安、手足心热等症状。

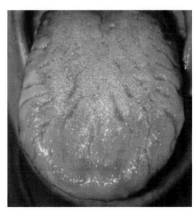

舌质红绛，舌上有裂纹。

如何调理

此舌象多是内热伤阴导致的，调理应以健脾益气、滋阴泻火、清热润燥为主要原则。

日常养护

多食生津养阴的食物

饮食上可多吃一些滋阴润燥、生津养阴的清补类食物，如小米、银耳、桑葚、梨、百合、山药等；忌食辛辣燥热的食物，如辣椒、姜、蒜、花椒等。

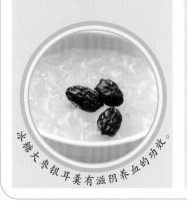

冰糖大枣银耳羹有滋阴养血的功效。

中药方

滋阴降火、清热生津

主要以西洋参、麦冬、玉竹、百合、党参等益气养阴生津的中药为主。方剂可以选用大补阴丸。

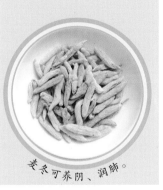

麦冬可养阴、润肺。

穴位方

健脾益气、滋阴泻火

取脾俞穴、胃俞穴、膈俞穴、足三里穴、三阴交穴进行按摩，以健脾和胃、补气活血；取然谷穴、太冲穴、行间穴、少海穴进行刮痧，以滋阴降火。

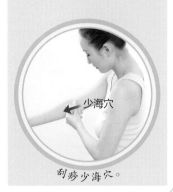

少海穴

刮痧少海穴。

淡红镜面舌——气阴两虚

舌质淡红,比较干而且缺少津液,舌面光滑,这种舌象被称为淡红镜面舌。这种舌象一般是气阴两虚的表现,身体中内热蕴结,日久则伤及气、阴;或者是热太盛耗伤津液,气随液脱。

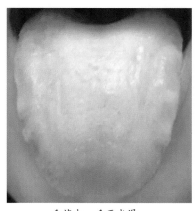

舌苔少,舌面光滑。

病理舌象其他症状表现

此舌象常见于慢性消耗性疾病,临床常表现为口渴、精神萎靡、疲倦乏力、气少懒言、语气低微、饥不欲食、睡眠不实、咽干等。

如何调理

此舌象多是气阴两虚所致,调理应以培补元气、养阴生津为主要原则。

日常养护

多食益气生阴的食物

宜食杂粮、豆制品、蛋奶类、鱼类等具有益气生津作用的食物;牡蛎豆腐汤有助于益气养阴,平时可以适量食用;要尽量减少烧烤、煎炸类食物的摄入。

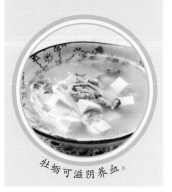

牡蛎可滋阴养血。

中药方

益气养阴、生津

中药可选用沙参、麦冬、石斛、玉竹、五味子、黄芪等益气养阴、生津。

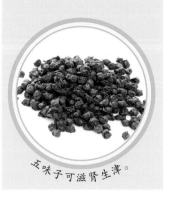

五味子可滋肾生津。

穴位方

培补元气

取肺俞穴、脾俞穴、太渊穴、尺泽穴、足三里穴等,可以采用按摩或艾灸等方法。

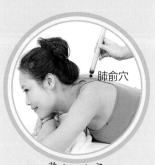

肺俞穴

艾灸肺俞穴。

地图舌——胃阴亏虚

舌质较红，舌苔部分剥落，分布无规律，呈地图样，舌体瘦薄。

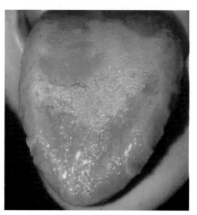

病理舌象其他症状表现

此舌象的人大多阴虚内热、胃阴亏虚。此舌象患者或伴有五心烦热、胸闷气短、身体疲乏、面色萎黄、口干咽燥等症状。

舌质红，舌苔部分剥落。

如何调理

此舌象多由阴虚内热、胃阴亏虚引起，有此舌象的人应以养胃生津、滋阴清热为调理原则。

日常养护

饮食丰富多样、易消化

忌辛辣刺激的食物，尽量避免食用肥腻、煎炸、霉变、腌制的食物；海鲜、羊肉、韭菜等要少食；饮食应该丰富多样，易于消化。

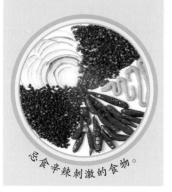

忌食辛辣刺激的食物。

中药方

清热凉血、养阴生津

中药可用枸杞子、熟地黄、山茱萸、山药、麦冬、五味子、知母、百合等组方。

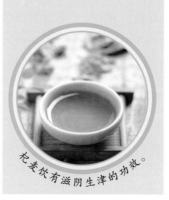

杞麦饮有滋阴生津的功效。

穴位方

采用平补平泻法

穴位可取天井穴、间使穴、关元穴、合谷穴、足三里穴、三阴交穴等，可采用平补平泻法按摩、艾灸或者拔罐等。

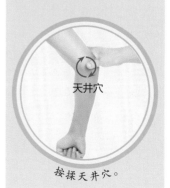

天井穴

按揉天井穴。

裂纹舌，白厚腻苔——肝郁脾虚

　　舌质暗红，舌体中间有一条明显的裂纹，两边有齿痕，舌苔白厚腻。此舌象是脾的运化功能失常，导致水湿内停，从而痰饮阻络，食滞不化，渐以化热所致。若患者还有情绪烦躁、失眠、多梦等症状，说明肝气不舒，气血不畅。

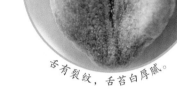

▼ 病理舌象其他症状表现

　　此舌象患者可见燥热、情绪烦躁、失眠、多梦、消化不良、口干舌燥等症状。

舌有裂纹，舌苔白厚腻。

▼ 如何调理

　　此舌象的形成多是肝郁脾虚导致的，调理应以疏肝健脾为主要原则。

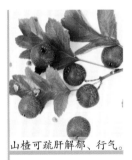

山楂可疏肝解郁、行气。

日常养护

饮食宜清淡易消化，食物要煮熟，如豆类、花生米等；肝郁者可适当多吃点疏肝解郁、行气的食物，如山楂。

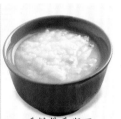

香橼佛手粥可疏肝解郁、理气化痰。

食疗方

香橼10克，佛手12克，大米60克。香橼、佛手洗净加入适量清水，煎煮2次，去渣取汁。大米洗净后加入汁液煮成粥即可食用。

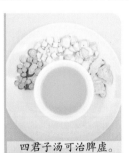

四君子汤可治脾虚。

中药方

若是脾虚为主者选四君子汤，夹有湿邪者选参苓白术汤，湿邪较重者用平胃散加二陈汤，脾阳虚者用附子理中汤，肝郁较重者用加味逍遥汤。

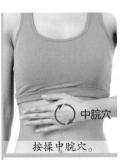

中脘穴

按揉中脘穴。

穴位方

取脾俞穴、中脘穴、下脘穴、胃俞穴进行按摩，以健脾和胃；取内关穴、期门穴、三阴交穴、足三里穴进行艾灸，以疏肝解郁。

裂纹舌，黄厚腻苔
——肝肾阴虚，气滞血瘀

舌质较红，舌尖部分少苔或无苔，舌面后部舌苔黄厚腻，舌面有许多细小裂纹。舌质较红，舌尖少苔或无苔，说明热入营血，阴虚内热；舌苔黄厚腻，说明体内有湿热；舌面上有裂纹，说明里热较盛，耗伤津液。

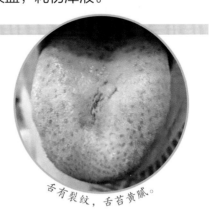

舌有裂纹，舌苔黄腻。

▼ 病理舌象其他症状表现

此舌象提示患者肝肾阴虚，气滞血瘀。有此舌象的患者还可见手足心热、口燥咽干、喜食寒凉、大便干燥、性情急躁、失眠等症状。

▼ 如何调理

此舌象多是肝肾阴虚，兼有气滞血瘀导致的，调理应以滋阴补肾、活血化瘀为主要原则。

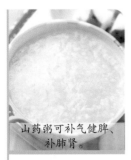

山药粥可补气健脾、补肺肾。

日常养护

多吃滋补肝阴、肾阴以及活血化瘀的食物，如山药、黑芝麻、桑葚、鸭肉、黑豆等；忌食辛辣燥热的食物，如辣椒、姜、蒜、花椒等。

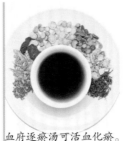

血府逐瘀汤可活血化瘀。

中药方

中药宜用生地黄、当归、赤芍、白芍、桃仁、红花、川芎、柴胡等补肝肾、活血化瘀。也可用血府逐瘀汤和六味地黄丸调理。

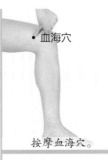

• 血海穴

按摩血海穴。

穴位方

取血海穴、三阴交穴、曲池穴进行按摩，以通络、补气、活血；取合谷穴、期门穴、曲泉穴、太冲穴进行刮痧，以疏肝理气、清肝泻火。

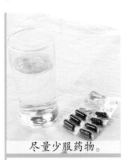

尽量少服药物。

减少药物伤害

长期服药会加重肝脏负担，从而导致肝脏受损，容易出现阴虚和血瘀的症状。应在医生指导下用药，忌私自滥用或乱用药物。

瘦红舌，黄腻苔——肝火旺，有胃热

舌体瘦小，舌苔黄腻，舌面较干，舌质暗红。舌体瘦小，舌质暗红，说明体内有火或阴虚火旺；舌苔黄腻，说明体内有湿热；舌面较干，说明阴虚导致津液不足。

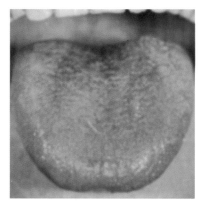

病理舌象其他症状表现

此舌象提示患者肝火偏旺，胃热偏盛。患者可见手足心热、潮热盗汗、烦躁抑郁、失眠、双目视物不清、大便燥结、小便短赤等症状。

舌头瘦小，舌质暗红，舌苔黄腻。

如何调理

此舌象多是肝火旺，胃热炽盛导致的。调理时应以清胃热、疏肝理气为主要原则。

日常养护

膳食纤维食物助清火

经常喝枸杞菊花茶，能滋阴补肾、养肝明目、降火除烦；多摄入含膳食纤维的食物，以保持大便通畅，有助于清内火。

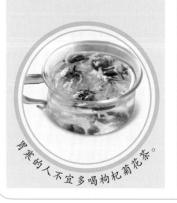

胃寒的人不宜多喝枸杞菊花茶。

中药方

清热、疏肝、利水渗湿

中药可选用龙胆草、黄芩、柴胡、栀子、泽泻、木通、车前子、当归、蒲公英、菊花等组方来清热、疏肝解郁、利水渗湿。成药可选择龙胆泻肝丸等。

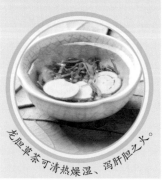

龙胆草茶可清热燥湿、泻肝胆之火。

穴位方

清胃热、疏肝理气

取中脘穴、下脘穴进行艾灸，以疏肝理气；取合谷穴、曲池穴、内庭穴、行间穴进行按摩，以清胃火。

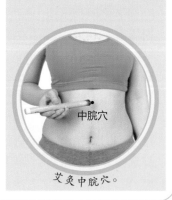

中脘穴

艾灸中脘穴。

深红瘀点舌，薄苔
——阴虚内热兼血瘀

舌色深红，舌苔偏薄，舌质略干，舌边、舌尖有明显瘀点。舌色深红，称为红绛舌，红绛舌是热邪入营血的表现，说明热盛伤阴耗气；舌边、舌尖有瘀点，说明气血瘀阻于舌尖，有肺热。

病理舌象其他症状表现

此舌象提示患者痰阻血瘀，肺肾阴虚，内火偏旺。患者可见口苦口干、大便干燥、小便短赤、夜间多梦、失眠健忘、耳鸣目眩等症状。

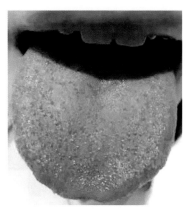

舌色深红，舌边、舌尖有瘀点。

如何调理

此舌象的形成与阴虚火旺，痰阻血瘀有关，因此调理应以清热润肺、活血化瘀为主要原则。

日常养护

每日运动半小时

阴虚内热患者可以每天坚持运动半小时，以增强体质。不吃辛辣刺激、煎炸等油腻、易上火的食物；多吃清热生津的食物，如梨、西瓜、丝瓜、荸荠、莲藕、鸭肉等。

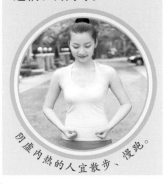

阴虚内热的人宜散步、慢跑。

中药方

滋阴润肺、补肾益气

可选用一些具有滋阴润肺、补肾益气功效的中药，如银耳、生地黄、玉竹、麦冬、燕窝、沙参、石斛等。成药可用杞菊地黄丸和天王补心丹。

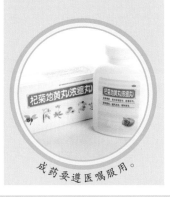

成药要遵医嘱服用。

穴位方

滋阴、活血化瘀

取太溪穴、三阴交穴、照海穴进行按摩，可以滋养阴液；取血海穴、足三里穴进行刮痧，可以疏通经络、活血化瘀。

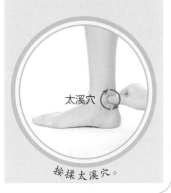

太溪穴

按揉太溪穴。

红舌，糙苔——脾肾阴虚

舌质红，舌苔干燥粗糙，苔色发白，厚腻，舌中间有一条深深的裂纹，舌两边有齿痕。舌苔干燥粗糙说明身体内热严重，导致阴液不足，久而久之出现了阴虚，阴虚让舌苔失去了水分；内热也很容易造成舌头发红；舌中间出现裂纹，说明热盛伤津。

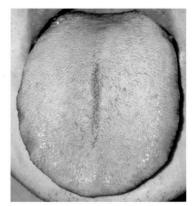

病理舌象其他症状表现

有此舌象的患者可见神疲乏力、口燥咽干、心烦失眠、头晕耳鸣、午后潮热、盗汗、腰酸等症状。

舌质红，舌苔粗糙，舌中间有裂纹。

如何调理

阴虚者多肾阴不足，若再脾虚，则更加无力运化水谷津液，因此调理应以健脾补肾、清热化湿为主。

日常养护

放松精神、修养心性

脾肾阴虚者应多吃滋补肾阴的食物，宜食用黑芝麻、绿豆、百合、桑葚、枸杞子、银耳等食物。要注意精神上的放松，可以通过听音乐、练书法、绘画等来修养心性。

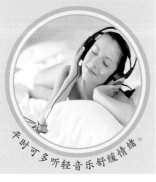

平时可多听轻音乐舒缓情绪。

中药方

健脾补肾、清热滋阴

中药可选用火麻仁、山药、玉竹、熟地黄、沙参、麦冬、甘草、大枣、牡丹皮、泽泻、茯苓、山茱萸等组方。成药可选用六味地黄丸和左归丸。

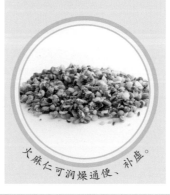

火麻仁可润燥通便、补虚。

穴位方

健脾和胃

取肾俞穴、脾俞穴、肝俞穴进行按摩，可以益肾助阳、健脾和胃、益肝明目；取足三里穴、气海俞穴、三阴交穴、阴陵泉穴进行刮痧，可以健脾益血、调肝补肾、安神助眠。

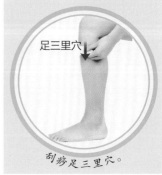

足三里穴

刮痧足三里穴。

镜面舌，细裂纹——胃阴亏虚

舌质红，舌面中部比较干，有细小的裂纹，舌面光滑少苔，舌体瘦薄。舌质发红、瘦薄是体内有虚热的表现；舌上有裂纹说明热盛伤阴、气阴两虚。热证也会灼伤胃阴，引起人体胃中阴液不足。

病理舌象其他症状表现

此舌象的患者可见胃脘隐痛或灼痛、饥不欲食、口干咽燥、心烦少寐、大便干结、手足心热等症状。

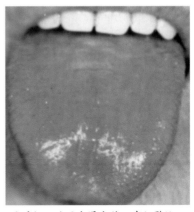

舌质红，舌面光滑少苔，有细裂纹。

如何调理

镜面舌的形成与内热、胃阴不足有关，因此调理应以滋阴清热、益胃生津为主要原则。

日常养护

多食滋养胃阴的食物

饮食上多吃具有滋养胃阴作用的食物，如牛奶、鸡蛋、银耳、梨、苹果等；不宜吃性温热，有助热伤阴作用的食物，如羊肉、核桃、河虾等。

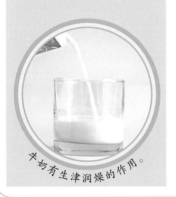

牛奶有生津润燥的作用。

中药方

甘凉生津、养阴益胃

可选择一些甘凉生津、养阴益胃的中药，如生地黄、麦冬、沙参、玉竹等。也可选用益胃汤和阴虚胃痛冲剂来调理。

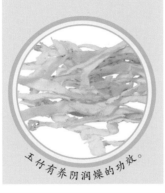

玉竹有养阴润燥的功效。

穴位方

益胃生津、清热补气

取中脘穴、足三里穴、内关穴进行按摩，能生发胃气、理气和胃；取太溪穴、三阴交穴进行拔罐，可以清热补气、健脾和胃。

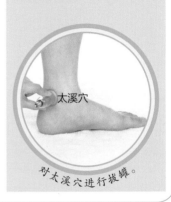

太溪穴

对太溪穴进行拔罐。

痰湿体质

人体脏腑阴阳失调、气血津液运化失调，容易形成痰湿。痰湿体质是目前比较常见的一种体质类型，多见于肥胖人群。形成痰湿体质的主要原因是体内湿邪无法代谢。

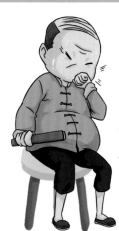

胖得不均匀，腹部很胖。

痰湿体质者都有什么症状表现

痰湿体质者的主要症状表现为胖得不均匀，尤其是腹部很胖；舌头胖大，两边有齿痕，舌苔厚；面部皮肤比较油腻，头发也容易出油。

痰湿体质者应如何调理

痰湿体质者多是湿邪无法代谢出去所致，所以调理时应以祛湿化痰为主要原则，可以从饮食、中药、经络穴位等几方面进行调理。

饮食调理

多食化痰祛湿的食物

痰湿体质的人可以从健脾、化痰、祛湿方面来调理，多吃化痰祛湿、健脾的食物，如大米、燕麦、薏苡仁、赤小豆、绿豆、扁豆、冬瓜等。

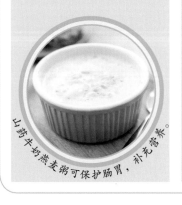

山药牛奶燕麦粥可保护肠胃，补充营养。

中药调理

宜用燥湿化痰类药物

痰湿体质的人容易出现咳嗽、哮喘、痰多等。咳嗽痰多者，可用二陈汤来调理；胸闷恶心者，可喝半夏白术天麻汤来调理。

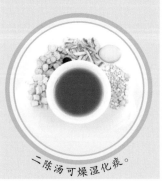

二陈汤可燥湿化痰。

运动调理

多动少懒，通身出汗

运动可调节气机，保持气血通畅，从而推动津液运行，减少痰湿；运动还可促进发汗，帮助身体将痰湿排出体外。长期坚持适度的运动，是改善痰湿体质的关键。

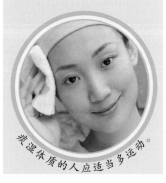

痰湿体质的人应适当多运动。

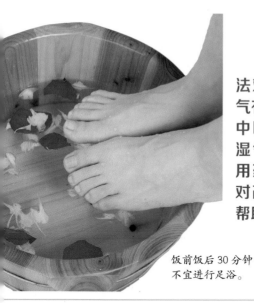

足部药浴疗法对排出体内湿气有很好的效果。中医建议体内有湿气的人，每晚用药汤泡脚，这对改善体质大有帮助。

饭前饭后30分钟不宜进行足浴。

穴位疗法

健脾除湿为关键

痰湿体质的穴位调养应以健脾益气、除湿化痰为主。艾灸脾俞穴，可健脾和胃；按摩水分穴，可加速水湿的排出；按摩丰隆穴，可化痰祛湿；刮痧阴陵泉穴，可化湿通阳。

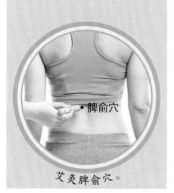

艾灸脾俞穴。

保养禁忌

少食肥甘厚腻食物

中国人的饮食历来以五谷杂粮和蔬菜为主，已经习惯了消化五谷杂粮的脾胃，现在变成以消化肉食为主，显然要消耗脾胃更多的能量。当脾胃功能已经不能彻底将食物消化、吸收、传输时，就会积聚在经脉不顺畅的部位，久而久之就易生痰湿。

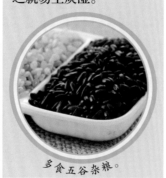

多食五谷杂粮。

日常生活调养

痰湿体质者若不注意生活细节，就会加重痰湿症状，影响日常生活与工作。

俗话说：冬吃萝卜夏吃姜，不找医生开药方。生姜具有良好的祛湿作用，可暖脾胃、促发汗。每天喝杯生姜茶，可以祛除体内湿气。

为了避免外部湿邪对人体的侵袭，日常居住的房间和衣服一定要注意防潮防湿，保持干燥。要尽量避开潮湿的环境。

痰湿体质者有一个共同的特点就是爱吃甜食。吃甜食太多容易伤脾，甜食太腻消化不了，就转化为痰，导致病情加重，所以痰湿体质者应少吃甜食。

齿痕舌，白厚腻苔——湿气重，有瘀热

　　舌体胖大，舌质暗淡，舌两边有明显的齿痕，舌质颜色较红。舌体胖大，两边有齿痕，说明体内有湿气；舌苔白厚腻，说明痰湿较重；舌色暗淡发红，说明体内有瘀热。

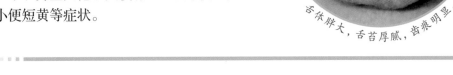

▼ 病理舌象其他症状表现

　　此舌象提示患者身体有瘀热，湿气较重。患者可见面垢油光、易生痤疮、口苦口干、身重困倦、大便黏滞不畅或燥结、小便短黄等症状。

舌体胖大，舌苔厚腻，齿痕明显。

▼ 如何调理

　　此舌象患者大多体内有瘀热，并且湿气较重，调理应以疏风清热、利水除湿为主。

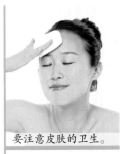

要注意皮肤的卫生。

日常养护
痰湿体质者容易患痤疮或湿疹等皮肤病，所以要注意皮肤的清洁。

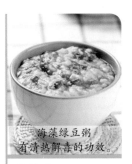

海藻绿豆粥有清热解毒的功效。

食疗方
多吃一些清热解毒、利水除湿的食物，如薏苡仁、绿豆、黄瓜、冬瓜等；少吃辛辣刺激、油炸熏烤以及甜腻的食物。

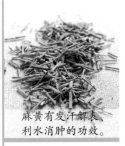

麻黄有发汗解表、利水消肿的功效。

中药方
可选麻黄、防风、薄荷来疏风清热；用石膏、黄芩、桔梗等来清热泻火、燥湿利水；用当归、白芍、白术来行气活血、祛风除湿。

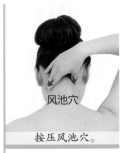

风池穴

按压风池穴。

穴位方
取风池穴、曲池穴、膻中穴、天枢穴、合谷穴进行按摩，以疏风清热；取中脘穴、足三里穴、血海穴、丰隆穴进行艾灸，以活血祛湿。

暗红舌，薄黄腻苔——脾虚痰瘀

舌质略暗淡，苔薄腻、微黄，此舌象提示患者脾虚痰瘀。舌质暗红，说明身体内气血阻滞，循环不畅；苔腻说明体内有痰湿；苔薄黄，提示病变已由寒化热，由表入里。

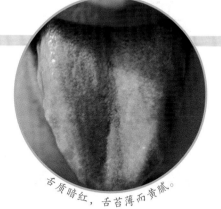

舌质暗红，舌苔薄而黄腻。

▼ 病理舌象其他症状表现

此舌象患者可能是外感风湿侵袭、喜食肥甘厚味食物、长期久坐、缺乏运动所致。患者可见手足冰凉、胸闷、痰多、容易困倦、关节酸痛、肢体麻木、肠胃不适等症状。

▼ 如何调理

此舌象的形成与患者脾胃虚弱，痰湿化热有关，因此调理应以祛痰除湿、活血化瘀为主要原则。

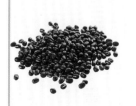

赤小豆有利水消肿、解毒利湿的功效。

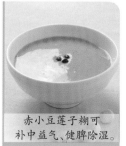

赤小豆莲子糊可补中益气、健脾除湿。

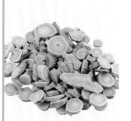

黄芪可益气固表。

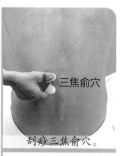

三焦俞穴

刮痧三焦俞穴。

日常养护

可多吃健脾益气、醒脾开胃、消食化瘀的食物，如赤小豆、薏苡仁、山药、莲子、白扁豆等。平时要注意保暖，尤其是梅雨季节，要做好防潮。

食疗方

赤小豆30克，大米60克，莲子15克。将3种食材洗净，赤小豆泡3小时，再将3种食材一同打成米糊。此糊有补中益气、健脾除湿的作用。

中药方

中药可选黄芪、桑枝、三七、桂枝、泽泻、白芍、防风、茯苓、白术等，以益气健脾、燥湿化瘀。

穴位方

取脾俞穴、胃脘下俞穴、胃俞穴进行按摩，可以健脾和胃、消食利湿；取三焦俞穴、足三里穴、三阴交穴进行刮痧，可以通腑络、调三焦。

胖嫩舌，白厚腻苔——脾胃虚弱

舌体淡白，舌苔白厚腻，舌体较正常舌胖大，且舌质较嫩，中间有裂痕，舌尖两边有齿痕。舌体胖大，有齿痕，说明脾虚不能运化水湿；舌苔白厚腻，说明体内有湿浊、痰饮或食积；舌质较嫩，说明体质虚弱；舌中间有裂痕，是脾虚湿盛，日久化热所致。

病理舌象其他症状表现

此舌象患者可见全身乏力、下肢沉重、头晕、口臭等症状。

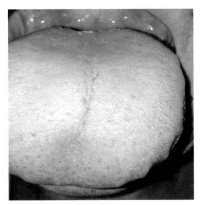

舌体胖嫩，舌苔厚腻，舌边有齿痕。

如何调理

此舌象的形成多是脾胃虚弱导致的，应以健脾和胃为主要调理原则。

日常养护

多食利水除湿的食物

饮食上可以多吃一些健脾益气、醒脾开胃、利水除湿的食物，如山药、番茄、白扁豆、薏苡仁、大米等。苦瓜、西瓜、梨等偏寒凉的食物容易伤脾胃，要少吃。

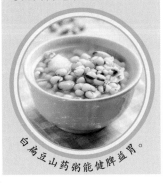

白扁豆山药粥能健脾益胃。

中药方

宜用健脾益气类药物

中药宜选用党参、白术、茯苓等来健脾益气，用苍术来健脾燥湿。成药可选参苓白术丸和理中丸等。

参苓白术丸可健脾益气、和胃渗湿。

穴位方

健脾和胃、利水除湿

取足三里穴、三阴交穴进行按摩，可健脾和胃、补足气血；取阴陵泉穴、丰隆穴进行艾灸，可利水除湿。

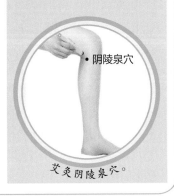

•阴陵泉穴

艾灸阴陵泉穴。

胖淡舌，黄腻苔——脾虚有痰湿

舌体胖大，两边有齿痕，颜色较淡，舌苔黄腻，后部偏厚。舌体胖大，舌色淡，有齿痕，说明脾虚导致水湿内停；舌苔黄腻，且偏厚，说明痰饮化热或食滞化热。

病理舌象其他症状表现

此舌象表示患者脾气亏虚，夹有痰湿，渐以化热而致。有此舌象的患者可见身体沉重、食欲旺盛、胸闷、痰多、汗多、手足心热等症状。

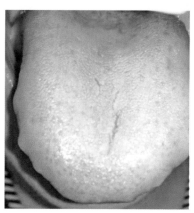

舌体胖大，色淡，舌苔黄腻。

如何调理

此舌象的形成多与患者脾虚痰湿，渐以化热有关。调理原则主要是补气健脾、祛除痰湿，再兼以清热。

日常养护

多食化痰祛湿的食物

多吃化痰祛湿和健脾的食物，如大米、燕麦、薏苡仁等；肥胖的痰湿体质者，应忌食肥甘厚味、滋补油腻以及酸涩苦寒之物。

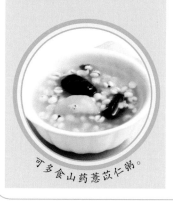

可多食山药薏苡仁粥。

中药方

宜用健脾祛湿类药物

中药应选择一些健脾祛湿的方药进行调理，如平胃散、六君子汤，同时还需搭配一些清热的中药，如栀子、大黄等。

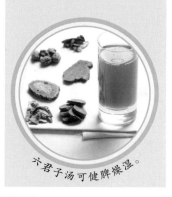

六君子汤可健脾燥湿。

穴位方

补气健脾、祛除痰湿

取脾俞穴、胃俞穴、足三里穴、气海穴进行拔罐，以健脾益气；取中脘穴、丰隆穴进行按摩，以利湿化痰。

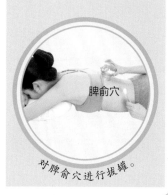

脾俞穴

对脾俞穴进行拔罐。

胖大白腻舌——痰湿凝聚

舌质较为暗淡，舌体较正常舌胖大，舌苔白腻，舌体两边有齿痕叫胖大白腻舌。舌体胖大，有齿痕，说明体内有痰湿；舌质较为暗淡，说明气血瘀滞；舌苔白腻，说明阳气虚或体内有寒气。

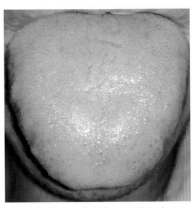

病理舌象其他症状表现

此舌象表明患者体内有痰湿阻滞，导致阳气被遏制，气血运行不畅。此舌象患者可见贪睡、大便不成形、出虚汗、腹胀等症状。

舌体胖大，有齿痕，舌苔白腻。

如何调理

此舌象的形成多与痰湿凝聚造成气血瘀滞有关，调理应以健脾益气、化痰祛湿、活血化瘀为主要原则。

日常养护

常喝陈皮山楂茶

多吃祛湿化痰、行气活血的食物，如白扁豆、海藻、海带、黄瓜、丝瓜、冬瓜、山药等；忌食辛辣刺激、肥甘油腻以及寒凉生冷的食物。常喝陈皮山楂茶，可疏肝理气、活血化瘀。

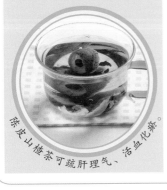

陈皮山楂茶可疏肝理气、活血化瘀。

中药方

宜用燥湿运脾类药物

中药选用苍术、厚朴等来燥湿运脾，选用桂枝、茯苓、赤芍、桃仁等活血，选择橘皮行气。成药代表方剂有桂枝茯苓丸。

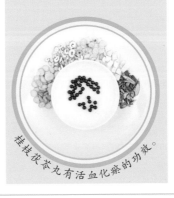

桂枝茯苓丸有活血化瘀的功效。

穴位方

化痰祛湿、活血化瘀

取大椎穴、足三里穴、三阴交穴、血海穴、关元穴进行艾灸，以健脾益气、活血；取阴陵泉穴、丰隆穴进行刮痧，可增强脾经功能，加速排湿。

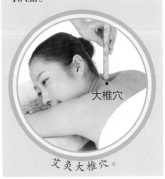

大椎穴

艾灸大椎穴。

胖淡舌，白腻苔，有齿痕
——痰浊中阻

舌体胖大，舌质颜色较淡，舌苔白腻，舌体边缘有齿痕。舌体胖大，舌色较淡，有齿痕，说明脾虚造成水湿内停；舌苔白腻是痰浊中阻之象。

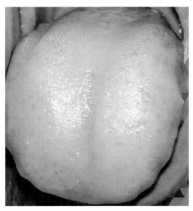

病理舌象其他症状表现

此舌象多是脾失健运，痰浊内生，痰浊中阻所致。患者可见头昏、眼胀、痰多、皮肤容易出油、四肢沉重无力、大便秘结或不成形等症状。

舌体胖大，色淡，舌苔白腻。

如何调理

此舌象的形成多与脾失健运，痰浊中阻有关。调理应以健脾除湿、化痰降逆为主。

日常养护	中药方	穴位方
饮食忌肥腻	**健脾除湿、燥湿化痰**	**除湿、化痰降逆**
多吃燥湿化痰的食物，如南瓜、茯苓、冬瓜、赤小豆等；忌浓茶、辛辣食物，忌肥甘厚腻等生湿生痰的食物。痰湿较重的患者平日住所起居尽量保持干燥，卧室要经常开窗通风。	中药宜选用人参、白术、茯苓以健脾化湿、益气补虚，再选用一些燥湿化痰的中药，如半夏、橘红等。代表方剂为二陈汤。	宜取风池穴、百会穴、内关穴、太冲穴、头维穴进行按摩，以祛风通络；取丰隆穴、中脘穴、阴陵泉穴进行艾灸，以祛痰除湿。

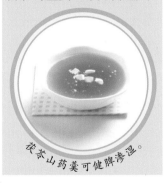

茯苓山药羹可健脾渗湿。

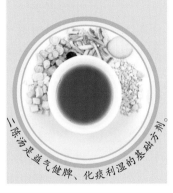

二陈汤是益气健脾、化痰利湿的基础方剂。

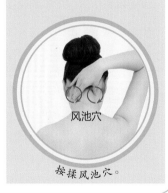

风池穴

按揉风池穴。

暗紫颤舌，黄厚腻苔——脾虚痰湿兼血瘀

　　舌质暗紫，舌苔浊腻，中后部舌苔偏黄，舌体两边有明显的齿痕，舌体有些颤抖是暗紫颤舌的主要特征。舌紫红而颤动，多属肝风内动，热极生风；舌中有黄腻苔，说明脾胃虚，有痰湿化热的征象；舌质发暗，说明气血不畅，有瘀滞的现象。

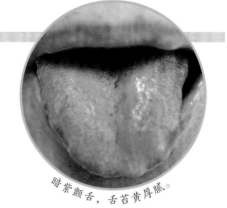

▼ 病理舌象其他症状表现

　　此舌象是痰瘀内阻，经脉不畅，风痰上扰，渐以化热导致的。患者可见精神疲乏、手足心热、胃脘痞满、食欲缺乏、心烦不舒、头晕头痛等症状。

暗紫颤舌，舌苔黄厚腻。

▼ 如何调理

　　此舌象的形成与患者痰瘀内阻、经脉不畅有关，因此调理应以祛风化痰、通络清热为主。

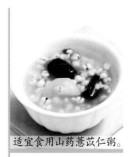

适宜食用山药薏苡仁粥。

日常养护

可多食健脾化湿的食物，如茯苓、薏苡仁、山药、冬瓜等。生活中要适当运动，以加强体内气血运行，缓解身体不适。

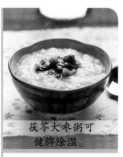

茯苓大枣粥可健脾除湿。

食疗方

茯苓10克，小米15克，大米120克，大枣3枚。将4种食材洗净，放入锅中，加适量清水煮沸，小火熬煮15分钟即可。

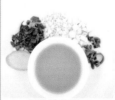

半夏厚朴汤可降逆化痰、行气散结。

中药方

中药可选半夏厚朴汤、天麻汤、牵正汤、血府逐瘀汤、三七粉等配合使用，能够祛风化痰、活血化瘀。具体药方应结合个人情况遵医嘱服用。

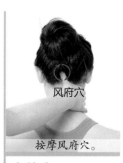

风府穴

按摩风府穴。

穴位方

取风池穴、风府穴、大椎穴、百会穴、地仓穴进行按摩，可以息风醒脑、疏风通络；取丰隆穴、膈俞穴、肝俞穴进行刮痧，可以健脾化痰、活血化瘀。

暗紫舌，黏腻苔——肝郁痰阻

舌质暗紫，且有瘀斑，舌上布满一层薄白腻苔，且苔上有泡沫状黏液。薄薄一层黏腻白苔，说明体内有湿气。外感病邪引起痰疾，痰疾日久会内扰肝经，也称"风痰"。舌暗紫，有瘀斑，说明体内气血不畅。

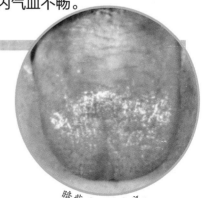

▼病理舌象其他症状表现

此舌象多见于风痰上扰，肝郁气滞且夹有瘀血的患者。患者可见情绪不佳、四肢困重、行动缓慢、精神难以集中、肠胃不适、大便黏腻等症状。

暗紫舌，有瘀斑。

▼如何调理

此舌象的形成与患者痰湿阻滞，肝郁气滞有关，因此调理应以祛湿化痰、疏肝理气为主。

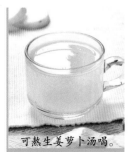

可熬生姜萝卜汤喝。

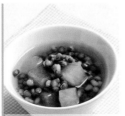

绿豆冬瓜汤有清热解暑的功效。

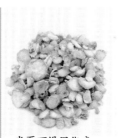

半夏可燥湿化痰。

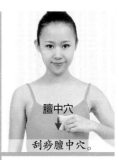

膻中穴

刮痧膻中穴。

日常养护
多吃利于行气的食物，如白萝卜、生姜等；多吃绿色蔬菜，可以帮助疏肝理气。风痰较重者，应当多吃薏苡仁、白扁豆等健脾利湿的食物。

食疗方
冬瓜200克，绿豆100克，盐适量。冬瓜留皮，洗净切块；绿豆洗净，将其和冬瓜一起放入砂锅中，加适量清水，大火煮沸后，小火熬15分钟，加入适量盐即可。

中药方
中药应选半夏、白术、天麻等以化痰息风，配合柴胡、薄荷、牡丹皮、栀子等以疏肝理气；夹瘀者加桃仁、红花来活血化瘀。

穴位方
取膻中穴、期门穴、丰隆穴、阴陵泉穴进行按摩，可以行气化痰；取四神聪穴、印堂穴、百会穴、风池穴进行按摩，可以祛风止痛、安神除烦。

湿热体质

湿热体质通常是由肝胆久郁化热、脾胃积滞化湿、脾胃功能紊乱引起的。湿热中的湿与热是同时存在的，或因夏秋季节天热湿重，湿与热共同侵入人体；或湿久留不除而化热；或因阴虚阳亢而使湿"从阳化热"。

湿热体质者都有什么症状表现

湿热体质者的症状主要表现为舌苔黄厚腻、舌头发红，头发很容易油腻，食欲不振，口臭，尿量少、色黄。

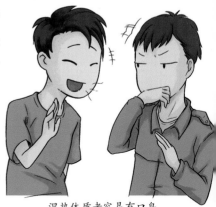

湿热体质者容易有口臭。

湿热体质者应如何调理

湿热体质者多是湿邪、暑气，或寒邪化热，或气郁化火，或积滞化热所致，应以祛湿除热为主要调理原则。

饮食调理

多食祛湿除热的食物

饮食调理首先要弄清湿热产生的原因，避免水湿内停或湿从外入。可以多吃一些祛湿除热、清利化湿的食物，如薏苡仁、绿豆、白扁豆、丝瓜、冬瓜等。

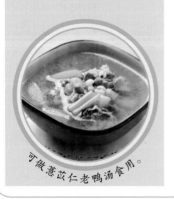

可做薏苡仁老鸭汤食用。

中药调理

湿重热重，辨证论治

湿热体质一般要分湿重还是热重。湿重的人以化湿为主，可选用六一散、三仁汤、平胃散等；热重的人以清热为主，可选用连朴饮、茵陈蒿汤。

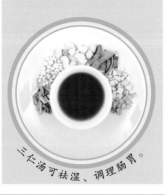

三仁汤可祛湿、调理肠胃。

运动调理

长跑、游泳可清热利湿

湿热体质者适合做高强度、大运动量的锻炼，如长跑、游泳、爬山、打球、武术等。通过运动消耗体内多余的热量，排泄多余的水分，从而达到清热除湿的目的。

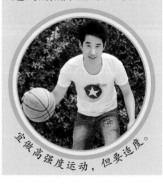

宜做高强度运动，但要适度。

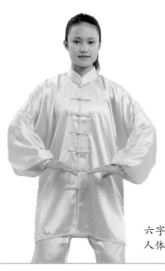

六字诀养生法（嘘、呵、呼、呬、吹、嘻）中的"呼""嘻"字诀，有健脾、清热、化湿作用，此六字诀养生法，可经常操练。

六字诀养生法可以通过呼吸强化人体内部的组织机能，提高免疫力。

穴位疗法

祛湿清热是关键

湿热体质者，需要祛湿、清热并用，健脾祛湿使热无所依附。用拔罐、刮痧等方法振奋阳气，阳气盛则湿气得化。拔罐丰隆穴和阴陵泉穴可化痰祛湿、化湿通阳；刮痧曲池穴和肝俞穴可清热活络、清热泻火；按摩脾俞穴和胃俞穴可健脾利湿、健脾助运。

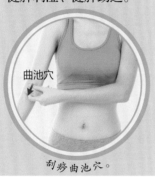

曲池穴

刮痧曲池穴。

保养禁忌

运动后防止湿气回体

湿热体质的人在运动后，常会有大汗淋漓的状况出现。这时要立即更换已经汗湿的衣物，以免湿气侵入人体，也不要立即喝冷饮，防止寒气滞留而伤害脾胃。

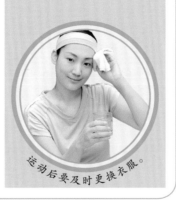

运动后要及时更换衣服。

日常生活调养

湿热体质者多是生活中的不良习惯引起的，在生活起居方面要多加注意。

夏秋之交时雨水较多，湿气较重，内外相合，湿上加湿，更容易出现不思饮食、乏力或者腹胀、腹泻等症状。因此湿热体质者在长夏湿气较重时，可以适当地饮用一些茶，如艾叶、佩兰以除湿，竹叶、荷叶以清热。

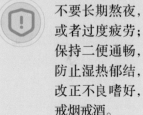
不要长期熬夜，或者过度疲劳；保持二便通畅，防止湿热郁结，改正不良嗜好，戒烟戒酒。

湿热体质的人应注意清热利湿，保证情志的畅达、平稳，心情愉悦，气机运行通利，脾运化正常，水湿代谢才正常。避免居住在低洼潮湿的地方，且居住环境宜干燥、通风。

紫舌，黄厚腻苔——痰热肝郁

舌色呈紫色，舌苔黄厚腻，尤其以舌的中部为重。舌色发紫，说明体内热邪严重；舌中及舌边的舌苔较重，说明病灶主要集中在脾、胃、肝、胆；舌苔是黄腻苔，说明痰湿重且渐有化热的趋势。

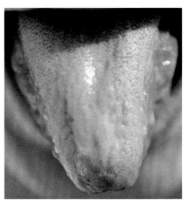

紫舌，舌苔黄厚腻。

病理舌象其他症状表现

此舌象患者可见饮食失常、胃肠不适、四肢困重、情绪不畅、胁肋胀痛等症状。女性患者还可能出现乳房胀痛、月经不调等妇科疾病。

如何调理

此舌象的形成与患者肝气不舒，痰湿阻滞有关，因此调理应以祛湿化痰、疏肝理气为主。

日常养护

多食健脾利湿的食物
健脾利湿类的食物有薏苡仁、白扁豆、莲子、冬瓜等。忌食煎炸、油腻的食物。

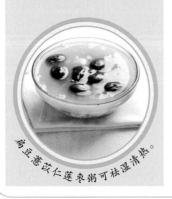

赤豆薏苡仁莲枣粥可祛湿清热。

中药方

化痰湿、祛痰热
用药时，应当以黄连、半夏、橘红等化痰湿、祛痰热的药物为主，适当加用牡丹皮、栀子、柴胡、薄荷等药物以疏肝理气、清热解郁。方剂可选用龙胆泻肝汤。

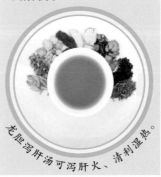

龙胆泻肝汤可泻肝火、清利湿热。

穴位方

祛湿化痰、疏肝理气
取丰隆穴、阴陵泉穴、公孙穴进行拔罐，可以健脾、化痰、祛湿；取膻中穴、期门穴进行按摩，可以行气解郁。

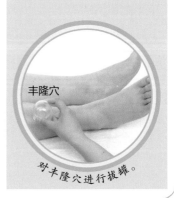

丰隆穴

对丰隆穴进行拔罐。

淡白舌，薄黄腻苔——湿热兼瘀

舌质暗淡，舌色偏白，舌根苔薄黄腻。薄薄的黄苔，一般是由白苔转化而来的，说明体内有实热且病情有些加重或延长。黄苔有腻化迹象，说明体内阳气被遏制，湿邪或痰浊蕴结化热，侵入脏腑，或食积化热。

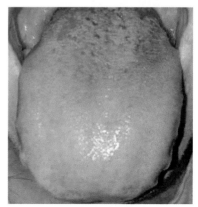

淡白舌，舌苔薄黄腻。

病理舌象其他症状表现

此舌象提示患者身体湿热较重，兼有瘀滞。患者可见面垢油光、口苦口干、身重困倦、小便短黄、大便黏滞不畅或燥结等症状。

如何调理

此舌象的形成与患者气血不足，体内有湿热有关，调理应以健脾和胃、清热祛湿、活血化瘀为主。

日常养护

多食祛湿清热的食物

忌食辛辣刺激性食物和肥腻高营养食物；多吃祛湿清热、调理脾胃的食物，如芹菜、绿豆、黄瓜、冬瓜、薏苡仁、山药等。房屋要保持通风、干燥，被褥要经常洗晒。

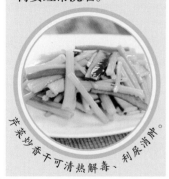

芹菜炒香干可清热解毒、利尿消肿。

中药方

清热祛湿、活血化瘀

内脏湿热较重者选平胃汤，痰湿重者选二陈汤，下焦湿热者选用四妙汤，湿热病重者选用甘露消毒丹，肝肾亏虚者选用独活寄生汤。

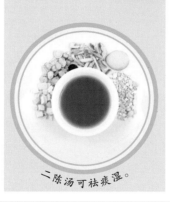

二陈汤可祛痰湿。

穴位方

燥化脾湿、强健脾肺

取承山穴、足三里穴进行拔罐，以燥化脾湿；取脾俞穴、肺俞穴进行刮痧，可以强健脾肺。

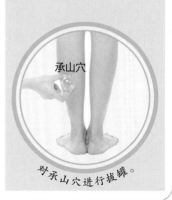

承山穴

对承山穴进行拔罐。

裂纹胖红舌，齿痕舌——湿热蕴结

　　此舌象的具体表现是舌体较为胖大，两边有齿痕，舌质较红，舌面中间有一条裂纹，舌苔中后部比较厚腻。舌体胖大，发红，有齿痕，说明体内热量增加，导致舌黏膜组织充血水肿；舌苔厚腻，是体内有湿；舌面上有裂纹，是里热较盛，耗伤津液所致。

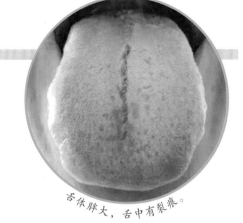

▼病理舌象其他症状表现

　　此舌象多是外感湿热、嗜酒、暴饮暴食、过多食用肥甘厚腻使湿热蕴结体内所致。患者可见痤疮、口苦口干、身重困倦、大便黏滞不畅或燥结、小便短黄、心急气躁等症状。

舌体胖大，舌中有裂痕。

▼如何调理

　　此舌象的形成多是湿热蕴结所致，调理应以清热利湿、疏肝健脾为主要原则。

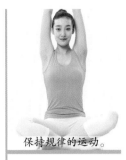

保持规律的运动。

日常养护

忌暴饮暴食、抽烟酗酒；可吃一些祛湿除热的食物，如黄瓜、冬瓜、绿豆等。此外，多运动可以舒展筋骨，有利于肝胆疏泄。

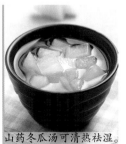

山药冬瓜汤可清热祛湿。

食疗方

冬瓜200克，山药40克。两种食材去皮，切块，放入砂锅中，加水煮沸后，小火煮40分钟，调味即可。

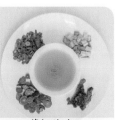

葛根芩连汤可清泻里热、解肌散邪。

中药方

可用柴胡、香附、川芎、当归、葛根、黄连、白术、茯苓等清热利湿、疏肝健脾之组方。方剂可选柴胡疏肝散和葛根芩连汤。

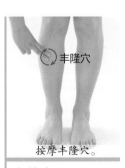

丰隆穴

按摩丰隆穴。

穴位方

取血海穴、足三里穴、三阴交穴进行艾灸，以补气活血；取丰隆穴、太冲穴、蠡沟穴进行按摩，以清热除湿。

暗淡舌，灰黄腻苔——久积痰湿

舌色暗淡，尤其是舌体中部，满布一层黄灰色的腻苔，且舌中央有一条明显的裂纹，这种舌象就称为暗淡舌，灰黄腻苔。

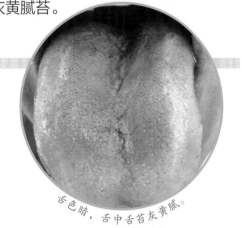

舌色暗，舌中舌苔灰黄腻。

▼病理舌象其他症状表现

此舌象多是胃肠积滞日久，食积与痰湿互相纠结，日久化热而成。患者可见不思饮食、口臭等症状。如果积滞时间过长，影响到脾的健运，还会出现乏力等全身症状。

▼如何调理

此舌象多因久积痰湿引起，患者的调理应当以化痰消积为主要原则，当脾气虚弱时，也应适当兼顾健脾。

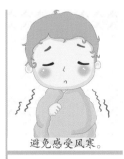

避免感受风寒。

日常养护
适宜食用清淡、易消化的食物，如粥、面条等；可食用清热利湿的食物，如薏苡仁、绿豆等。生活上应避免感受风寒，否则会给调理增加难度。

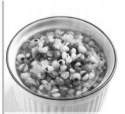

薏苡仁洗净后用清水浸泡一夜。

食疗方
薏苡仁、绿豆各30克，冰糖适量。薏苡仁与洗净的绿豆放入锅内加水烹煮，直至烂熟，加入冰糖即可食用。此汤有清热解毒、健脾祛湿的功效。

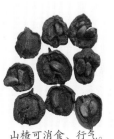

山楂可消食、行气。

中药方
中药调理主要以焦山楂、神曲、麦芽、莱菔子、陈皮、半夏等消食化痰的药物为主，同时可以适当加用炒白术、茯苓、泽泻、藿香等健脾祛湿的药物。

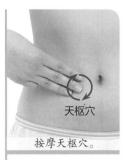

天枢穴

按摩天枢穴。

穴位方
主要选择中脘穴、下脘穴、天枢穴、足三里穴、上巨虚穴、丰隆穴、内庭穴等通腑化痰的穴位进行按摩。

红舌，薄腻苔——湿热内蕴

舌色偏红，尤其舌尖部位较红，舌面上遍布一层薄腻苔，且舌苔偏水滑是此舌象的重要特征。舌尖红色较重，说明心、肺有热；腻苔，说明湿浊蕴结，体内阳气被遏制；舌苔水滑，说明水湿内停。

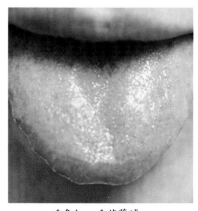

舌色红，舌苔薄腻。

病理舌象其他症状表现

此舌象表示体内湿气过重，阻碍了身体的气机和水液代谢，使得湿郁日久而化热。患者可见头部昏蒙、四肢困重、不思饮食、大便黏腻、小便不利等症状。

如何调理

此舌象的形成多与体内水湿内停，热毒上泛有关，应以化湿清热为主要调理原则。

日常养护

不要穿潮湿衣服

下雨天要减少外出，尽量不要淋雨，如果淋了雨，要及时更换干净的衣服；不要居住在阴暗潮湿的环境，否则容易加重湿气。

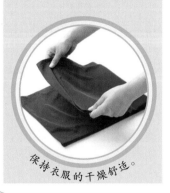

保持衣服的干燥舒适。

中药方

化湿与利湿要结合

可以选用茯苓、桂枝、白术、生姜、泽泻、滑石等利湿的药物，水湿严重的还可以适当加干姜、附子等偏热性的药物。用量要谨慎，要温而不燥，化湿与利湿结合。

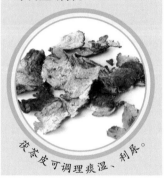

茯苓皮可调理痰湿、利尿。

穴位方

化湿清热

取曲池穴、血海穴、阴陵泉穴进行按摩，可以清热利湿、健脾益肾；取脾俞穴、三阴交穴、肺俞穴进行艾灸，可以清热理气、调肾助阳、利湿升清。

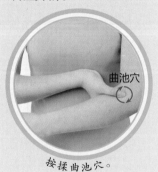

曲池穴

按揉曲池穴。

胖大齿痕舌，深黄腻苔，有裂纹——下焦湿热重

胖大舌，舌体两边有齿痕是脾虚导致体内水湿内停，水分过多所致；舌质发红，舌苔深黄、厚腻，中后部舌苔较厚，说明湿热在下焦；舌体两边有瘀斑，说明气滞血瘀。

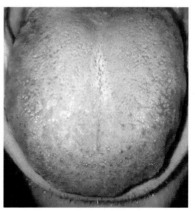

病理舌象其他症状表现

此舌象提示患者下焦湿热较重兼有血瘀，可见发热、身热不扬、头痛而重、身重而痛、口干口苦、小便短赤、大便干结、燥热烦躁、胸闷等症状。

胖大齿痕舌，有裂纹。

如何调理

此舌象的形成多与下焦湿热兼血瘀有关，调理应以清热祛痰、化瘀通络为主要原则。

日常养护

多食清热化瘀的食物

多吃一些具有清热化瘀功效的食物，如冬瓜、绿豆、丝瓜、竹笋等；少吃酸涩收敛的食物，如话梅、石榴等；忌食辛辣刺激以及燥热食物，如生姜、辣椒、羊肉等。

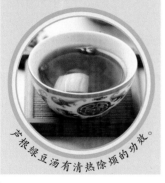

辛根绿豆汤有清热除烦的功效。

中药方

清热利湿

此舌象说明患者下焦湿热较重，所以主要以清热祛湿为主。可选择龙胆草、大青叶、车前子等清热利湿的中药，代表方剂为龙胆泻肝汤。

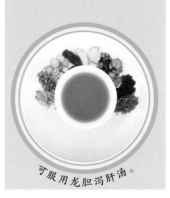

可服用龙胆泻肝汤。

穴位方

清热、化痰、祛湿

取足三里穴、阴陵泉穴、三阴交穴、丰隆穴、风市穴、委中穴进行按摩，以健脾益气、化痰除湿；取膀胱俞穴、大肠俞穴、肾俞穴进行刮痧，以泻下焦之火。

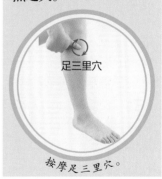

足三里穴

按摩足三里穴。

暗红舌，黑燥苔——肝胆实热

此舌象的主要特征是舌色暗红，舌面少津，舌中有焦黑色的燥苔。舌暗红，燥苔，说明体内热极阴伤；焦黑苔为邪热入里，蕴结在脏腑的表现；燥苔是受到慢性病、发炎等影响，使体内持续内热，耗伤津液，体内水分逐渐减少导致的。

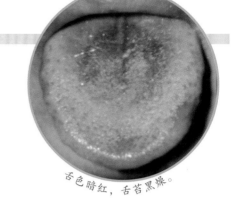

▼ 病理舌象其他症状表现

此舌象多为热毒瘀结于体内所致，患者可见口苦、尿黄、大便燥结等症状。另外，此舌象患者可能长期患有慢性疾病。

舌色暗红，舌苔黑燥。

▼ 如何调理

此舌象多是肝胆实热，热毒瘀结体内导致的，因此调理应以清肝胆实热、解毒化瘀为主。

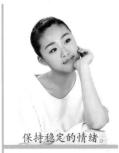

保持稳定的情绪。

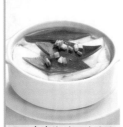

此汤有清热利湿的功效。

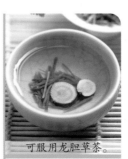

可服用龙胆草茶。

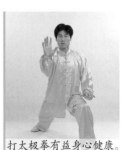

打太极拳有益身心健康。

日常养护

平日饮食要清淡一些，可以吃一些冬瓜、海带、雪梨、苦瓜、芹菜等滋阴清热的食物。调整生活节奏，尽量不要熬夜。保持积极向上、乐观的生活态度。

食疗方

冬瓜200克，海带150克，姜片适量。冬瓜、海带洗净切好，加水放入姜片烧开，放海带和冬瓜大火煮沸后，转小火煮至冬瓜透明，调味即可。

中药方

可选龙胆草、柴胡、黄芩、栀子、泽泻、木通、车前子来清肝胆湿热。另外，还可以选一些清热解毒的中药，如黄柏、黄连等。

运动调理

可做适当的运动来增强机体免疫力，如打太极拳。舒缓、循序渐进的练习可以疏通经络、调和气血、补养元气，令身体恢复健康。

瘦红舌，黄厚腻苔——湿热较重

舌体较正常舌扁而狭小，舌质偏红，舌苔黄腻、略厚，舌下有瘀滞。舌体瘦红可能是热盛伤阴或阴虚火旺导致的；舌苔黄厚黏腻，多为痰热、湿热、暑热之邪内蕴；舌下有瘀滞，提示气滞血瘀。

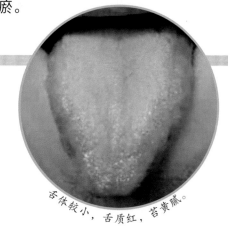

舌体较小，舌质红，苔黄腻。

▼病理舌象其他症状表现

此舌象提示患者内热偏重，痰湿阻滞，兼有气滞血瘀，以湿热症状为主。患者可见发热、头痛发沉、身热不扬、口苦口干、胸闷、小便短赤等症状。

▼如何调理

此舌象多表示患者体内有湿热，兼有气滞血瘀，所以调理以清热燥湿、祛瘀通络为主。

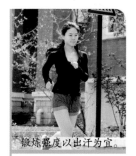

锻炼强度以出汗为宜。

日常养护

体内有湿热者适合做大强度、大运动量的锻炼，如中长跑、爬山、武术等，可以消耗体内热量，排出多余水分。

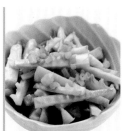

清炒竹笋可清热解毒。

食疗方

多食健脾化湿的食物，如茯苓、薏苡仁、山药、赤小豆等；梨、冬瓜、竹笋、苦瓜、荸荠、黄瓜等水果蔬菜具有清热利水的功效，也可多食。

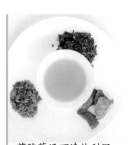

茵陈蒿汤可清热利湿。

中药方

中药选用黄芩、黄连、龙胆草、通草、白蔻仁等燥湿泻热药。方剂推荐选用龙胆泻肝汤和茵陈蒿汤。

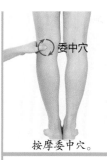

委中穴

按摩委中穴。

穴位方

先取肾俞穴、气海俞穴、大肠俞穴依次进行艾灸，以祛瘀通络；取委中穴、三阴交穴进行按摩，以补气活血、化痰除湿。

齿痕舌，薄黄腻苔
——下焦湿热，脾虚肝郁

舌质颜色较淡，舌尖较红，舌面上有芒刺，两边有明显齿痕，薄黄腻苔。舌质颜色浅淡，说明肝郁气虚；舌尖较红，舌面上有芒刺，说明心火上炎；舌体两边有明显齿痕，说明脾虚导致水湿内停；舌苔薄而黄腻，说明湿热积滞。

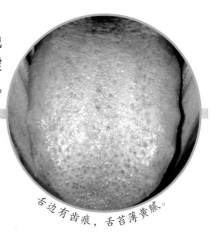

舌边有齿痕，舌苔薄黄腻。

▼ 病理舌象其他症状表现

此舌象患者多伴随月经不调、身体瘦弱、情绪较为急躁等症状。

▼ 如何调理

此舌象的形成多是下焦湿热，脾虚肝郁导致的，应以清热利湿、健脾化痰、疏肝解郁为主要调理原则。

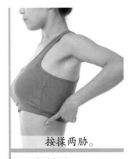

按揉两胁。

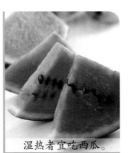

湿热者宜吃西瓜。

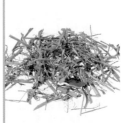

败酱草可祛风湿。

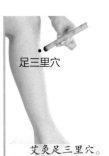

足三里穴

艾灸足三里穴。

日常养护

当心情抑郁、胸闷不舒时，可以经常按揉两胁，以疏肝解郁，缓解不良情绪。

食疗方

多吃一些健脾养胃的食物，如薏苡仁、山药、扁豆等；也可以多吃一些渗水利湿的食物，如冬瓜、西瓜、赤小豆等。

中药方

中药可以选用败酱草、益母草、栀子、柴胡、当归、藿香、泽兰等组方。成药可以选用四妙丸配合使用参苓白术丸。

穴位方

取脾俞穴、足三里穴进行艾灸，以健脾活血；取合谷穴、外关穴、期门穴、中脘穴、天枢穴进行按摩，以疏肝解郁、清热除烦。

暗红舌，黄厚苔——脾虚肝旺

舌体较红，舌面有不规则的裂纹，舌面中后部的舌苔为黄厚苔、偏干。舌体暗红并有裂纹，说明内热炽盛，热入营血；舌苔主要分布在舌中，说明脾胃有问题；舌苔黄厚而干，且从舌中到舌根皆有分布，说明肝火偏旺。

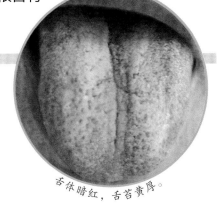

舌体暗红，舌苔黄厚。

▼ 病理舌象其他症状表现

此舌象说明患者脾胃不足，肝火上炎，渐以伤阴。患者可见心烦易怒、头晕头痛、目赤肋痛、全身燥热、大便偏干、小便黄短等症状。

▼ 如何调理

此舌象的形成多与肝脾不和有关，肝火旺会导致脾胃的升降功能失调，因此调理应以疏肝健脾、清热泻火为主要原则。

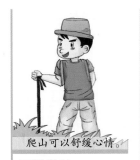

爬山可以舒缓心情。

日常养护

多做放松身心的运动，如爬山、打球、瑜伽等，可以缓解压力、放松身心、疏通经络。

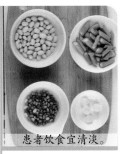

患者饮食宜清淡。

食疗方

饮食宜清淡，少吃辛辣油腻食物，多吃蔬菜水果。可以选山药、芡实、绿豆、薏苡仁、莲子、大枣、菊花等熬粥或泡茶喝。

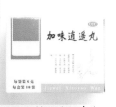

此方剂可疏肝清热、健脾养血。

中药方

中药可用柴胡来疏肝解郁，用当归、白芍来养血活血，辅以栀子、丹皮清热凉血，佐以白术、茯苓、甘草健脾祛湿，代表方剂为加味逍遥丸。

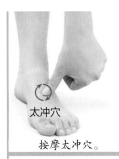

按摩太冲穴。

穴位方

取太冲穴、阳陵泉穴、中脘穴、期门穴进行按摩，可以疏肝解郁；取脾俞穴、足三里穴进行刮痧，可以健脾和胃。

血瘀体质

血瘀体质是人体血液溢出经脉外，积存于组织间隙，或血液运行不畅，淤积于经脉或脏腑之内的表现。

血瘀体质者都有什么症状表现

血瘀多由七情不畅、寒冷侵袭、年老体虚、久病未愈等引起，常因瘀血阻滞脏腑经络部位不同而出现不同的症状。患者主要表现为身上容易有不明原因的瘀青；舌头上有青紫色或紫色的小斑点；女性月经经血中有血块、颜色发紫或者发暗等症状。

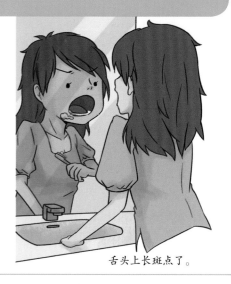

舌头上长斑点了。

血瘀体质者应如何调理

血瘀体质者多是瘀血阻滞所致，应以活血化瘀为主要调养原则。

饮食调理

多食活血化瘀的食物

适宜血瘀体质者食用的食物有莲藕、洋葱、蘑菇、木耳、海带、金针菇、菠萝、山楂、桃仁、油菜等。应忌食肥甘油腻、高胆固醇以及容易引起胀气的食物，如蛋黄、动物内脏等。

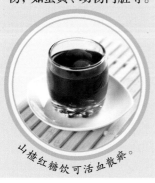

山楂红糖饮可活血散瘀。

中药调理

宜用活血养血类药物

活血养血是血瘀体质者进行药补的原则，丹参、红花、川芎、当归、益母草等都是活血化瘀的良药。常用的汤剂药方有血府逐瘀汤、复元活血汤等。

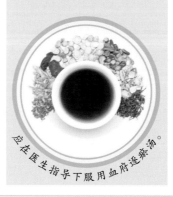

应在医生指导下服用血府逐瘀汤。

运动调理

适合小负荷运动

通过运动可使全身经络、气血通畅，五脏六腑调和。但血瘀体质者心血管机能较弱，不宜做强度大、负荷高的体育锻炼，宜采用中小负荷多次数的锻炼。

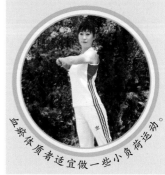

血瘀体质者适宜做一些小负荷运动。

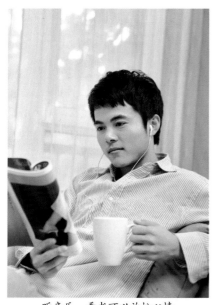

生气容易加重血瘀，所以要保持精神愉悦。经常听一些抒情柔缓、轻松活泼的音乐不失为养神的好方法。

听音乐、看书可以放松心情。

穴位疗法

活血化瘀是关键

血瘀体质者的调理原则应以活血化瘀为主。艾灸足三里穴、三阴交穴、血海穴，可健脾补气、活血调经、补足气血；刮痧膈俞穴、期门穴，可活血通脉、化积通瘀；按摩合谷穴，可通经活络、镇静止痛。

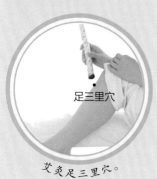

足三里穴

艾灸足三里穴。

保养禁忌

注意个人作息

血瘀体质者一般体质较差，如果长时间熬夜会使其身体不适，从而加重身体负担，诱发其他严重疾病。所以血瘀体质者在生活中要尽量保证规律而健康的作息，提高自身免疫力。

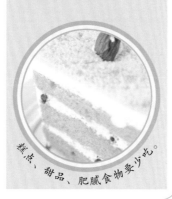

糕点、甜品、肥腻食物要少吃。

日常生活调养

血瘀体质者容易抑郁、烦躁、不安，所以，在生活起居方面要多加注意。

 血瘀体质者在秋冬季节要注意保暖，秋凉、冬寒都会使体内气血运行不畅，若再受凉、受寒就会加剧血瘀的产生。

 春天应注意养肝。肝脏具有贮藏血液、调节血量的功能。如果肝有病，则会影响其藏血的功能，不利于人体的正常活动，同时也会出现血液方面的病变。

 运动能生阳气，使气畅血行，可常参加户外运动。若在运动时出现胸闷、呼吸困难、心跳明显加快等不适症状，应停止运动，去医院检查。

裂纹暗红舌，黄腻苔——痰瘀伤阴

　　舌质暗红，舌面有很多裂纹，舌苔黄腻干燥。当身体中积累太多热量，导致身体调控温度的能力下降，舌体就会变红；舌质发暗说明身体有瘀滞；舌面上有很多裂纹，这是热盛伤阴、气阴两虚导致的，裂纹越多、越深，说明病情越严重；舌苔黄腻说明病已入里，邪已化热，多见于脏腑里热，或温病气分有热之征兆。

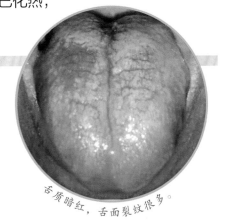

舌质暗红，舌面裂纹很多。

▼ **病理舌象其他症状表现**

　　此舌象多见于痰浊阻滞日久，经脉失畅，瘀血内停，日久伤及阴液的患者。患者常常会伴有口渴及小便不利等症状。

▼ **如何调理**

　　此舌象的形成多是痰瘀伤阴导致的，因此，调理以化痰除湿、活血祛瘀为主要原则。

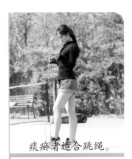

痰瘀者适合跳绳。

日常养护

运动可畅通气血，利于痰湿的疏泄。痰湿者可进行一些全身运动，如跳绳、跑步、游泳、瑜伽、八段锦等。

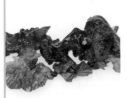

木耳有补气养血的功效。

饮食方

应多食低糖、低盐、高纤维食物，如芹菜、菠菜、白菜、胡萝卜等。也可多吃滋阴活血的食物，如木耳、大枣、阿胶等。

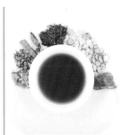

复元活血汤可活血行气。

中药方

中药主要以化痰药为主，适当配合红花、桃仁、当归、赤芍等活血养血的中药。此外，也可选用香砂六君丸或复元活血汤来调理。

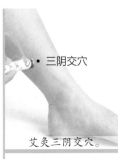

• 三阴交穴

艾灸三阴交穴。

穴位方

取足三里穴、三阴交穴、血海穴进行艾灸，以补气活血；取膈俞穴、期门穴、合谷穴进行刮痧，以化积通瘀、活血通脉。

暗紫苍白舌——瘀毒内结

舌色暗紫，伴有瘀斑，舌苔苍白，舌面干燥少津。舌色暗紫，并伴有瘀斑，说明体内气血运行不畅，有瘀血；舌苔苍白，干燥厚实，说明体内有炎症或热盛。

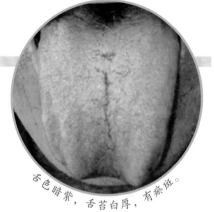

▼ 病理舌象其他症状表现

此舌象多为热毒瘀结日久，灼伤津液所致。有此舌象的患者多伴有身体消瘦、食欲不振、大便干、小便黄等症状。

舌色暗紫，舌苔白厚，有瘀斑。

▼ 如何调理

暗紫苍白舌的形成与体内热毒伤津，气血不畅，瘀血阻络有关，因此调理应以活血化瘀、清热利湿为主。

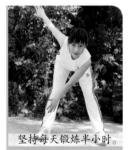

坚持每天锻炼半小时。

日常养护

可以适当锻炼身体，提高机体正气，平衡阴阳，调和气血，疏通经络。每日运动半小时左右可促进血液循环和新陈代谢，能改善不适症状。

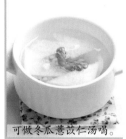

可做冬瓜薏苡仁汤喝。

食疗方

活血化瘀的食物有洋葱、木耳、山楂、葡萄等；清热利湿的食物有冬瓜、荸荠、枇杷、薏苡仁、赤小豆等。

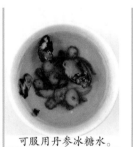

可服用丹参冰糖水。

中药方

中药可选用丹参、当归、赤芍、延胡索、香附、莪术等以行气活血；选用夏枯草、半枝莲、茵陈等以清热利湿。

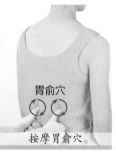

胃俞穴

按摩胃俞穴。

穴位方

取中脘穴、胃俞穴、脾俞穴、胆俞穴进行按摩，可以清热化湿、健脾和胃；取足三里穴、阳陵泉穴进行拔罐，可以健脾除湿、通经活络。

胖大瘀点舌，白腻苔——血行不畅

舌体颜色淡红，舌苔白腻，舌体较为胖大，舌面有瘀点。舌体胖大说明痰湿内停；舌苔白腻，说明痰湿蕴结；舌面有瘀点，说明气血瘀滞。

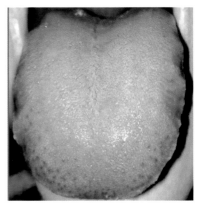

舌体胖大有瘀点。

病理舌象其他症状表现

此舌象提示患者因气郁导致痰瘀阻滞，血行不畅。患者可伴有心情抑郁、情感脆弱、烦闷不乐、情绪不稳定、敏感多虑等症状。

如何调理

此舌象的形成多与气郁导致痰瘀阻滞有关，调理应以疏肝理气、化痰祛瘀为主要原则。

日常养护

活血通络、化痰祛瘀
多吃具有行气化瘀、活血通络的食物，如橘子、柚子、海带、胡萝卜等。多吃具有化痰祛瘀功效的食物，如薏苡仁、丝瓜、冬瓜等。此外，气郁体质者应多去户外活动，舒缓情绪。

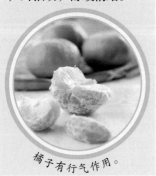

橘子有行气作用。

中药方

宜用行气、活血化瘀类药物
中药宜选用枳壳、木香、桔梗等来行气，选用当归、赤芍、红花、桃仁等来活血化瘀。方剂可选择血府逐瘀汤或半夏厚朴汤。

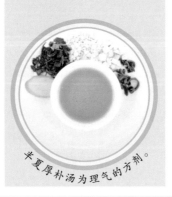

半夏厚朴汤为理气的方剂。

穴位方

疏肝理气、化痰祛湿
取太冲穴、行间穴、内关穴、曲池穴进行按摩，可清热泻火；取肝俞穴、膻中穴、期门穴、中脘穴、阳陵泉穴进行艾灸，可疏肝理气。

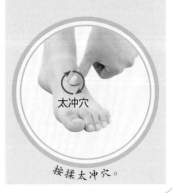

太冲穴

按揉太冲穴。

青紫瘀斑舌——气血瘀滞

舌色青紫，舌苔薄白，舌边有紫红色条状斑块，舌尖有紫色点状分布，舌中有薄白苔。舌色青紫，说明体内气血循环不畅；舌面有瘀斑、瘀点，说明气血瘀阻；瘀斑分布在舌边，说明肝胆有瘀阻；舌尖有瘀点，说明已经影响到心脏的功能。

病理舌象其他症状表现

此舌象患者有胁肋疼痛、面色萎黄而暗、倦怠乏力、脘腹胀满、胸闷、心悸、失眠、腹痛等症状。

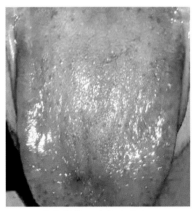

舌色青紫，舌尖有瘀斑。

如何调理

此舌象的形成与体内肝气郁结，气血运行不畅，瘀血阻络有关，因此调理应以疏肝理气、活血化瘀为主要原则。

日常养护

促进气血畅通是关键

宜食新鲜蔬菜、水果和菌类食物，如芦笋、木耳、银耳、香菇、黄瓜等。脾胃不和也会引起气血瘀滞，因此调理时可兼顾脾胃，以调畅气机，促进气血畅通。

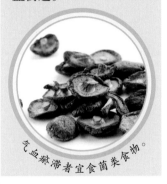

气血瘀滞者宜食菌类食物。

中药方

通经活络、理气活血

中药以半枝莲、仙鹤草、三七、白芍等为主药组方。另外，血府逐瘀口服液活血化瘀效果较好，成药有加味西黄丸等。

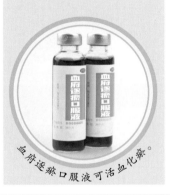

血府逐瘀口服液可活血化瘀。

穴位方

疏肝理气、活血化瘀

取心俞穴、神门穴进行按摩，可以宽胸理气、通络安神；取肝俞穴、内关穴、外关穴、足三里穴进行按摩，可以疏肝利胆、理气止痛、通经活络。

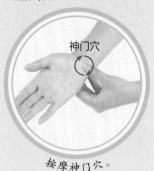

神门穴

按摩神门穴。

暗紫舌，有瘀斑瘀点
——心血瘀阻

舌色暗紫，舌苔薄白，舌边及舌尖有瘀斑和散在瘀点。舌尖和舌边对应心、肝，舌边有瘀斑、瘀点说明肝血瘀滞；舌色暗紫，说明气血不畅，脉络不通；舌尖色红，说明心火旺盛。

病理舌象其他症状表现

此舌象的患者可见心胸憋闷疼痛，夜间尤甚，同时还会出现心悸症状。患者可能患有冠心病、心绞痛等病症。

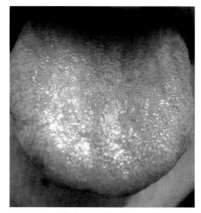

暗紫舌，且有瘀斑瘀点。

如何调理

此舌象的形成与患者的气血不畅有关，因此调理应以活血化瘀、理气通络为主要原则。

日常养护

饮食清淡，注意保暖

饮食以清淡为主，多吃蔬菜、水果，合理搭配膳食，注意营养均衡。忌辛辣、油腻以及生冷食物，忌烟酒。天冷时要注意增添衣物，夏天不宜长时间吹空调。

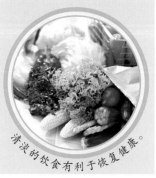

清淡的饮食有利于恢复健康。

中药方

宜用活血化瘀类药物

中药可选一些活血化瘀的药物，如桃仁、红花、当归等，同时辅以川芎、桔梗等来行气止痛。代表方剂为血府逐瘀汤或丹参饮。

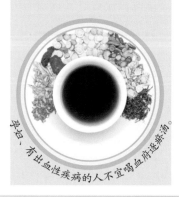

孕妇、有出血性疾病的人不宜喝血府逐瘀汤。

穴位方

按摩、刮痧相关穴位

取阴郄穴、内关穴进行按摩，可以清心安神、理气止痛；取膻中穴、膈俞穴、巨阙穴、心俞穴进行刮痧，可以散热化血、宽胸理气。

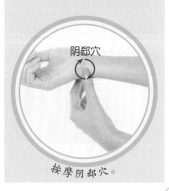

阴郄穴

按摩阴郄穴。

暗红齿痕舌，舌下瘀滞
——气滞血瘀兼湿热

舌质暗红，舌苔薄黄腻，舌体两边有齿痕，舌面湿润，舌下有瘀滞。舌质暗红，说明体内有瘀热；舌体两边有明显齿痕，舌面较湿润，说明体内痰湿水泛；舌苔薄黄腻，说明痰湿阻滞化热；舌下有瘀滞，说明气滞血瘀。

病理舌象其他症状表现

此舌象提示患者气滞血瘀，兼有湿热，可见胃腹胀痛、嗳气、便秘、胸胁胀闷、走窜疼痛、急躁易怒等症状。

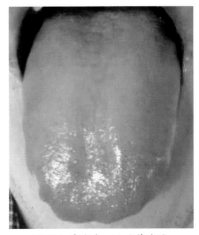

舌质暗红有齿痕，舌苔薄黄腻。

如何调理

此舌象的形成主要是气滞血瘀兼有湿热导致的，应以疏肝理气、清热化瘀为主要调理原则。

食疗方

活血化瘀、化痰清热

饮食上可多吃一些活血化瘀、疏肝理气的食物，如莲藕、香菇、木耳、海带、山楂、桃仁等，同时还要吃一些化痰清热的食物，如百合、梨、白萝卜等。

中药方

宜用活血化瘀类药物

中药可选用地黄、丹参、红花、鸡内金、川芎、当归、五加皮、地榆、桃仁、益母草等以活血化瘀。成药可选用血府逐瘀汤或复元活血汤等。

穴位方

疏肝理气、清热化瘀

取期门穴、行间穴、太冲穴、神门穴、肝俞穴进行按摩，以疏肝理气；取关元穴、气海穴、子宫穴进行艾灸，以活血通络。

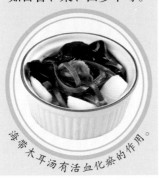

海带木耳汤有活血化瘀的作用。

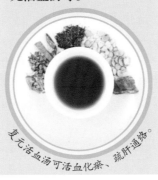

复元活血汤可活血化瘀、疏肝通络。

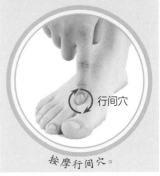

行间穴

按摩行间穴。

暗紫舌，舌边有瘀点——瘀血阻络

舌质暗紫，舌苔薄白，舌边有瘀点。舌质暗紫，舌边有瘀点，说明体内气血循环不畅，有瘀血。这种舌象多是瘀血阻络，冲任失调所致。冲任失调是指冲任二脉调蓄人体脏腑经络气血的功能失常，继而引起阴阳失衡或气机不畅。

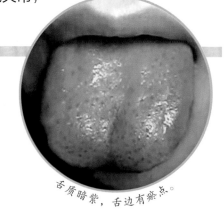

舌质暗紫，舌边有瘀点。

▼ 病理舌象其他症状表现

此舌象多是患者病程日久，或外伤致气血运行不畅，以致经脉阻塞，气血瘀结；或素体虚弱，脏腑器官功能较弱，影响了气血运行导致的。患者可出现手足不温、情志不畅、烦躁抑郁等症状。

▼ 如何调理

此舌象的形成多是肝胆实热、热毒瘀结体内导致的，因此调理应以清肝胆实热、活血化瘀为主。

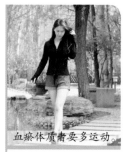

血瘀体质者要多运动。

日常养护

对于血瘀体质的人来说，适量的运动能够促进血液循环，对改善体质有很大的帮助，像散步、慢跑、游泳等运动都是不错的选择。

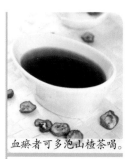

血瘀者可多泡山楂茶喝。

食疗方

可选活血化瘀、行气止痛的食物，如山楂、茄子、空心菜、莲藕、洋葱、香菇、木耳、海带、金针菇、油菜等行气蔬菜进行食疗。

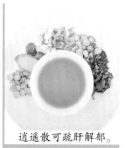

逍遥散可疏肝解郁。

中药方

中药主要选择活血化瘀、行气的药物，如葛根、桃仁、川芎、当归等，代表药物是桃红四物汤。还可选用逍遥散来疏肝解郁。

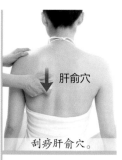

肝俞穴

刮痧肝俞穴。

穴位方

取肝俞穴、血海穴、中极穴、气冲穴、地机穴进行刮痧，可补益气血、理气化瘀；取三焦俞穴、足三里穴、三阴交穴进行按摩，可通腑络、调三焦。

暗红舌，薄白苔——体内有瘀热

舌质暗红，舌苔薄白，舌体后面有少许不规则小裂纹。舌质发暗、发红，说明体内有瘀热；舌体后部有很多小裂纹是阴虚内热耗伤津液所致；舌苔薄白是正常的舌象，无病理变化。

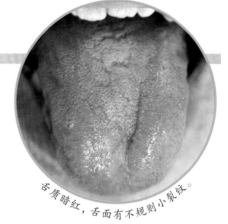

▼病理舌象其他症状表现

此舌象多因肝肾阴虚而导致体内有瘀热。患者可见口苦口干、身重困倦、大便黏滞不畅或燥结、心烦急躁、肤色晦暗等症状。

舌质暗红，舌面有不规则小裂纹。

▼如何调理

此舌象的形成多是由于肝肾阴虚导致体内有瘀热，调理应以滋养肝肾、清热为主要原则。

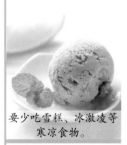

要少吃雪糕、冰激凌等寒凉食物。

日常养护

春季主肝，体内有瘀热的人要充分发挥肝的功能，多做运动使气通畅；夏季少吃寒凉食物，少吹空调，以免加重病情。

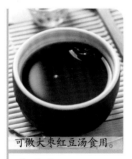

可做大枣红豆汤食用。

食疗方

饮食要清淡而富有营养，多吃新鲜蔬菜、水果，可选食山楂、大枣、红豆等活血的食物，还可选食桑葚、百合等养阴润燥、滋补肝肾的食物。

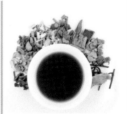

肝阴虚的人宜服用天麻钩藤饮。

中药方

中药可选用知母、生地黄、黄柏、山茱萸、山药、牡丹皮、茯苓、泽泻、天麻、栀子、益母草等。肾阴虚者宜选知柏地黄丸，肝阴虚者宜选天麻钩藤饮。

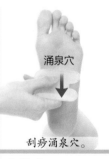

涌泉穴

刮痧涌泉穴。

穴位方

取涌泉穴、太溪穴、命门穴、肾俞穴进行刮痧，以补肾益气；取太冲穴、大敦穴、肝俞穴进行按摩，以滋肝阴、降肝火。

暗红舌，舌尖红，舌下瘀滞
——气滞血瘀

舌色暗红，舌头表面无苔或少苔，舌中有细碎不规则裂纹，舌尖比舌体红，舌下有瘀滞。舌色暗红说明患者体内有热证、瘀证；舌体表面无苔或少苔，舌有裂纹，说明是阴虚内热；舌尖较红，说明心火较旺；舌下有瘀滞，说明体内气血有瘀滞。

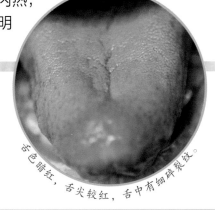

舌色暗红，舌尖较红，舌中有细碎裂纹。

▼ 病理舌象其他症状表现

此舌象是肝肾亏虚导致脏腑功能失调，心火偏旺，肝气郁结，气滞血瘀。患者有烦躁易怒、胸胁疼痛、食欲不振、失眠等症状。

▼ 如何调理

肝气的疏泄作用在气机调畅中起着关键作用，因而气滞血瘀多与肝失疏泄有关，调理应以疏肝解郁、补肾健脾为主要原则。

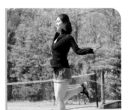

有氧运动
随时随地都可进行。

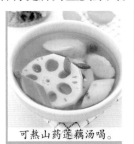

可熬山药莲藕汤喝。

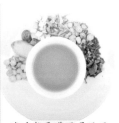

逍遥散要遵医嘱服用。

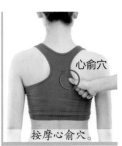

按摩心俞穴。

日常养护

有氧运动能消耗热量，促进体内气血循环，还能愉悦身心，可选择快走、慢跑、游泳、跳绳、骑自行车等运动。

食疗方

宜多吃山楂、乌梅、萝卜、芥菜、莲藕、橙子等疏肝解郁的食物；还要吃一些板栗、核桃、山药、白扁豆等食物来补肾健脾。

中药方

可选柴胡、白术等疏肝解郁、健脾，兼清热，代表方剂为逍遥散；还可选活血化瘀的药物，代表方剂为复元活血汤。

穴位方

取心俞穴、神门穴进行按摩，可宽胸理气、通络安神；取太冲穴、肝俞穴、肾俞穴、三阴交穴、太溪穴进行按摩，可以疏肝养血、补肾助阳、疏通经络。

暗淡胖大舌——气滞血瘀

　　舌色暗淡，舌体胖大，两边有隐隐约约的齿痕，而舌苔薄白。舌色暗淡，呈现无血色的情况，说明体内气血运行不畅；舌体胖大，舌两边有齿痕，说明体内有痰湿聚集，阳气虚。

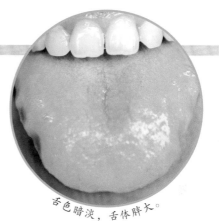

▼病理舌象其他症状表现

　　此舌象多见于气滞日久，瘀而不化的患者。患者可见长期精神抑郁、脘腹胀满、咽部异物感、失眠健忘等症状，女性常伴有甲状腺结节、乳腺增生、子宫肌瘤等妇科常见病症。

舌色暗淡，舌体胖大。

▼如何调理

　　此舌象的形成与患者体内气血不畅，瘀血阻络有关，因此调理应以行气活血为主要原则。

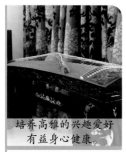

培养高雅的兴趣爱好有益身心健康。

日常养护

平常可多交性格开朗、幽默、乐观的朋友；培养多种兴趣爱好，有利于身心健康；还应注意放松心情，缓解压力，作息规律。

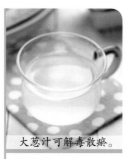

大葱汁可解毒散瘀。

食疗方

宜吃有行气功效的食物，如香菇、山药、红薯等。另外，血得温则行，因此要多吃些温性食物，如大葱、南瓜、大蒜、生姜、板栗、橘子等。

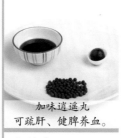

加味逍遥丸可疏肝、健脾养血。

中药方

中药宜用柴胡、白蒺藜、桃仁、红花等来疏肝活血，还应适当加用养血活血药，如鸡血藤、丹参等。可选用加味逍遥丸或血府逐瘀丸来调理。

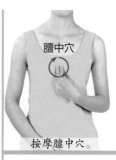

膻中穴

按摩膻中穴。

穴位方

取膻中穴、期门穴、太冲穴进行按摩，可以行气；取血海穴、三阴交穴、足三里穴进行刮痧，可以活血。

气郁体质

气郁体质是气机不能外达而结聚于内时的表现。气郁多是忧郁烦闷，心情不舒畅所致，长期气郁会导致血液循环不畅，严重影响健康。

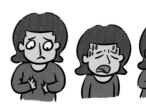

气郁体质者都有什么症状表现

气郁体质者的症状主要表现为经常觉得胸闷或者腹胀；女性月经紊乱，总是不准时；睡眠质量差，入睡困难，或睡眠较浅容易惊醒。

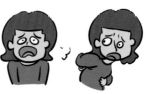

气郁体质者容易胸闷、腹胀。

气郁体质者应如何调理

气郁体质者多是肝气郁结，情绪不佳所致，因此，调理应以疏肝理气为主要原则。

饮食调理

理气解郁、健脾安神

气郁体质者可少量饮酒，以疏通血脉。多吃能行气的食物，如佛手、橙子、柑皮、荞麦、韭菜等；忌食、忌饮辛辣食物和咖啡、浓茶等，少吃肥甘厚味的食物及收敛酸涩之物。

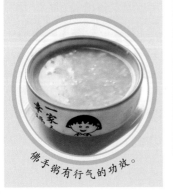

佛手粥有行气的功效。

中药调理

宜用疏肝理气类药物

气郁体质者的中药调理主要从疏肝、理气、解郁着手，以香附、乌药、柴胡、川楝子、小茴香、青皮、郁金等疏肝、理气、解郁的中药为主。

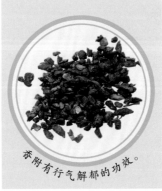

香附有行气解郁的功效。

运动调理

运动能够调神养气

体育锻炼和旅游活动均能运动身体，畅通气血，尤其是旅游，既能调畅精神，又能呼吸新鲜空气，沐浴和煦阳光。也可进行其他健身方式，以太极拳、瑜伽等为宜。

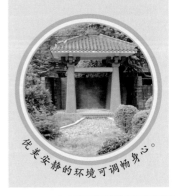

优美安静的环境可调畅身心。

保持良好的睡眠、舒缓心情是气郁体质者调养身心的关键。

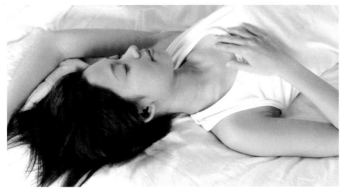

23：00以后尽量保持睡眠状态。

穴位疗法

疏肝理气是关键

气郁体质者的调理原则应以疏肝解郁、宽胸理气为主。按摩太冲穴，可疏肝解郁、解郁闷之气；按摩阳陵泉穴，可疏肝理气、利湿清热；刮痧膻中穴，可理气活血。

保养禁忌

忌烦躁动怒

经常烦躁动怒会导致肝气郁结，气机郁滞，也会使肝的疏泄功能失调引起气机紊乱，导致郁气滞留在血液中，引发抑郁情绪。

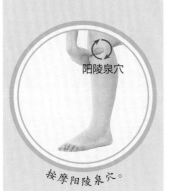

按摩阳陵泉穴。

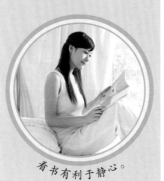

看书有利于静心。

日常生活调养

气郁体质者非常容易受环境影响，因此，要注意日常居家生活的调养。

保证居室环境安静，避免长时间的嘈杂噪音。这样既可以减少对气郁体质者的精神刺激，又可以为他们营造一个良好的生活环境。

阴雨天气容易使人沉闷，可以通过欣赏欢快轻松的音乐或观看喜剧来缓解心情。天气好的时候，应多去户外晒太阳。

气郁体质者要平衡工作和生活，做到劳逸结合，还要注意房事有节，以免肾气亏损，身体衰弱，加重气郁症状。

暗胖舌，水腻苔——气郁痰湿

　　舌色暗淡，舌体胖大，舌上布满一层腻苔，中后部稍厚，且舌苔水滑。舌体胖大说明痰湿内停；舌色暗淡，说明痰湿瘀阻，气血不畅；舌苔水滑、发腻，说明体内痰湿阻滞现象严重。

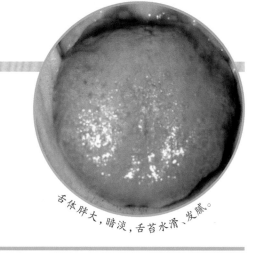

▼病理舌象其他症状表现

　　此舌象多见于气滞水停，痰湿阻络的患者。患者可见精神不济、四肢困重、纳食不佳、大便溏薄等症状。

舌体胖大，暗淡，舌苔水滑、发腻。

▼如何调理

　　此舌象的形成多与患者气滞导致痰湿阻滞有关，调理应以行气化痰、祛湿通络为主，兼以健脾行气。

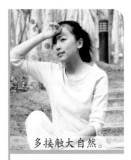

多接触大自然。

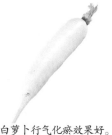

白萝卜行气化瘀效果好。

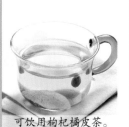

可饮用枸杞橘皮茶。

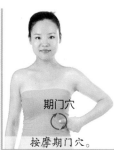

期门穴

按摩期门穴。

日常养护
气郁痰湿者首先要改善不良的情绪，以调畅气机，然后再通过运动来化痰祛湿。

食疗方
多食白萝卜、山楂等行气化瘀的食物，也可食薏苡仁、冬瓜、白扁豆以祛痰湿，还可适当吃偏温热的食物；忌食生冷油腻的食物。

中药方
中药主要有半夏、橘皮、胆南星等化痰的药物，柴胡、川芎等行气的药物，白术、白茯苓等健脾渗湿的药物。

穴位方
取中脘穴、足三里穴、期门穴、膻中穴进行按摩，可疏肝理气；取阴陵泉穴、丰隆穴进行艾灸，可化痰祛湿。

胖大齿痕舌，白厚腻苔
——肝脾湿浊壅滞

舌体较为胖大，两边有明显的齿痕，舌面中间有裂纹，中后部舌苔比较厚腻。舌体胖大，两边有齿痕，说明脾虚导致痰湿内停；中后部舌苔比较厚腻，可能是痰湿或食积所致；舌面中间有裂纹，说明脾虚无法化生气血，气血不足无法濡养舌头。

▼ 病理舌象其他症状表现

此舌象大多是由肝失疏泄，脾失健运，以致气滞湿阻引起的。患者可见头晕、烦躁易怒、焦虑不安、心慌、气短、恐惧、耳鸣、失眠多梦、腰酸背痛、颈部僵硬等症状。

舌体胖大，有齿痕，舌苔厚腻。

▼ 如何调理

此舌象的形成多与患者湿浊壅滞于肝脾有关，调理应以健脾益气、平肝息风为主要原则。

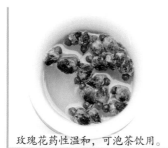
玫瑰花药性温和，可泡茶饮用。

食疗方
宜多吃健脾益气的食物，如薏苡仁、山药、南瓜等；玫瑰花泡茶可疏肝理气、活血止痛，适用于脾虚引起的痛经或头痛患者。

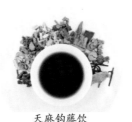
天麻钩藤饮
可清热活血、平肝息风。

中药方
中药可用天麻、钩藤等平肝息风，用益母草活血利水，用川牛膝引血下行，用山栀、黄芩清热泻火。代表方剂为天麻钩藤饮。

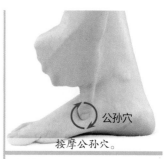
公孙穴
按摩公孙穴。

穴位方
取足三里穴、公孙穴、脾俞穴、胃俞穴进行按摩，可健脾益气；取百会穴、风池穴、大椎穴、外关穴、合谷穴进行艾灸，可平肝息风。

暗红舌，黄厚腻苔——气滞痰瘀

舌色暗红，舌体胖大，略有齿痕，但不明显，舌中部有一层黄色的厚腻苔，舌下静脉怒张。舌色红，舌体胖大，说明体内心脾热盛；舌苔黄、厚腻，说明痰浊蕴结化热。患者情绪起伏大，会影响肝的疏泄，从而出现气滞，气滞会引起血瘀，造成舌下静脉怒张。

病理舌象其他症状表现

此舌象的患者可见肠胃不适、便溏、便秘、纳食不佳、易怒不安等症状。

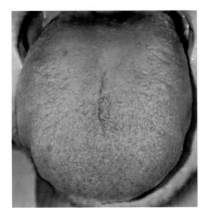

舌色暗红，舌苔黄、厚腻。

如何调理

此舌象的形成多与患者肝气不舒，气滞血瘀有关，因此调理应以行气化痰、活血化瘀为主要原则。

食疗方

分清证型再调理

气滞者宜选择利于行气的食物，如白萝卜、海带、橘子等；痰浊者，要多吃薏苡仁、绿豆、白扁豆等健脾利湿的食物；血瘀者可吃山楂、橘子等来活血化瘀。

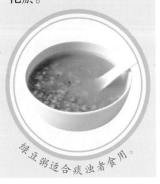

绿豆粥适合痰浊者食用。

中药方

行气散结、活血化瘀

中药可选用半夏、厚朴、生姜、茯苓、紫苏来行气散结；选用当归、赤芍、桃仁、红花、川芎来活血化瘀。

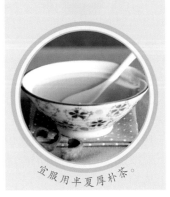

宜服用半夏厚朴茶。

穴位方

化痰祛湿、行气活血

取合谷穴、足三里穴、丰隆穴进行按摩，可以化痰祛湿；取血海穴、三阴交穴、膈俞穴进行刮痧，可以宽胸理气、活血通脉。

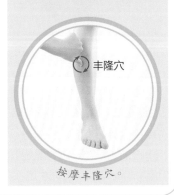

丰隆穴

按摩丰隆穴。

暗红舌，黏腻苔——肝郁风痰

舌质暗红，有瘀斑，舌上布满一层薄白腻苔，且苔上有泡沫状黏液。舌暗红，有瘀斑，说明体内气血不畅；薄薄一层黏腻白苔，说明体内有湿气。外感病邪引起痰疾，痰疾日久会内扰肝经，也称"风痰"。

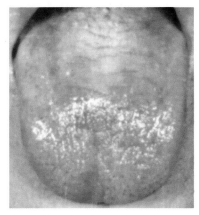

舌质暗红，有瘀斑，舌苔黏腻。

病理舌象其他症状表现

此舌象的患者多出现情绪不佳、四肢困重、行动缓慢、精神难以集中、肠胃不适、大便黏腻等症状。

如何调理

此舌象的形成多与患者痰湿阻滞，肝郁气滞有关，因此调理应以祛湿化痰、疏肝理气为主。

食疗方

疏肝理气、健脾利湿
多吃利于行气的食物，如白萝卜、生姜等；多吃绿色蔬菜。风痰较重者，应当多吃薏苡仁、白扁豆等健脾利湿的食物，也可用天麻炖汤或做菜。

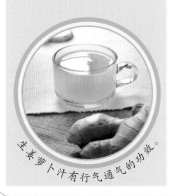

生姜萝卜汁有行气通气的功效。

中药方

疏肝理气、祛湿化痰
中药应选半夏、白术、天麻等化痰息风的药，配合使用柴胡、薄荷、牡丹皮、栀子等疏肝理气的药；如有夹瘀者可加桃仁、红花来活血化瘀。

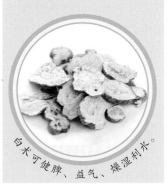

白术可健脾、益气、燥湿利水。

穴位方

行气化痰、祛风止痛
取膻中穴、期门穴、丰隆穴、阴陵泉穴进行按摩，可以行气化痰；取四神聪穴、印堂穴、百会穴、风池穴进行按摩，可以祛风止痛、安神除烦。

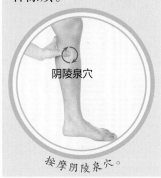

阴陵泉穴

按摩阴陵泉穴。

胖大淡红舌，有裂纹、齿痕
——肝郁脾虚

舌质淡红，舌体胖大，舌边有明显的齿痕，舌苔薄白，舌面有细碎的裂纹。胖大舌，舌体两边有齿痕是脾虚导致体内水湿内停，水分过多所致；舌中有细碎裂纹，是脾虚导致水分无法濡养舌头所致。

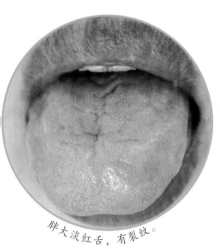

胖大淡红舌，有裂纹。

▼ **病理舌象其他症状表现**

此舌象提示患者肝郁脾虚。患者可见头晕、健忘、失眠、烦躁抑郁、烦闷不乐、敏感多虑等症状。

▼ **如何调理**

此舌象的形成多与患者肝郁脾虚有关，调理应以疏肝解郁、健脾助运为主要原则。

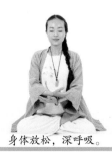

身体放松，深呼吸。

日常养护

当心情烦闷时，可练习呼吸吐纳法，有助于疏肝理气，在一呼一吸之间疏解烦闷的心情。

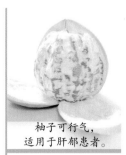

柚子可行气，适用于肝郁患者。

食疗方

多吃有利于行气的食物，如橘子、柚子等；多吃绿色蔬菜；适量吃一些健脾化痰的食物，如荸荠、薏苡仁、海带等。

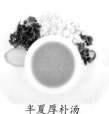

半夏厚朴汤要遵医嘱服用。

中药方

可选白术、茯苓健脾祛湿；用白芍、当归养血活血；用柴胡、丹皮清热凉血；选半夏、厚朴来行气散结。

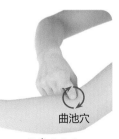

曲池穴

按摩曲池穴。

穴位方

按摩地仓穴、曲池穴、合谷穴、外关穴、中府穴、期门穴来健脾补气、疏肝解郁；刮痧膻中穴、肝俞穴、肺俞穴来疏肝泻火、宣肺理气。

胖大舌，白厚苔
——气郁痰瘀，血脉不畅

舌体胖大，舌色淡红，舌中分布很厚的白苔。舌体胖大说明痰湿内停；舌苔白厚，说明有湿浊、痰饮或食积。此舌象多是肝气郁结，气血阻滞，痰湿阻络所致。

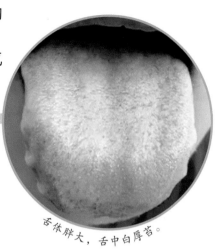

▼ 病理舌象其他症状表现

此舌象多因饮食不节、不良生活习惯导致脾运化功能失常。患者可见精神抑郁、胸部闷塞、胁肋胀满等症状。

舌体胖大，舌中白厚苔。

▼ 如何调理

此舌象的形成多与患者痰浊导致气机失调有关，调理应以健脾补气、燥湿化痰为主要原则。

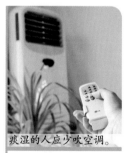

痰湿的人应少吹空调。

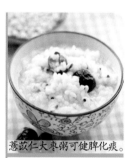

薏苡仁大枣粥可健脾化痰。

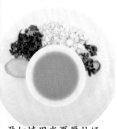

孕妇慎用半夏厚朴汤。

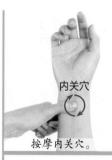

内关穴

按摩内关穴。

日常养护
吹空调不利于痰湿的消散，尤其是出汗后立即吹空调。运动可调畅气机，保证气血畅通，运动还可促进发汗，有利于将体内的痰浊排出体外。

食疗方
多吃健脾益气、化痰祛瘀的食物，如糯米、薏苡仁、小米、大枣、山药、南瓜、冬瓜、黄瓜、木耳等。少吃寒凉、肥甘厚腻的食物。

中药方
可用半夏燥湿化痰，用天麻化痰息风，再用白术、茯苓来健脾祛湿，佐以橘红理气化痰，用甘草和中调药，煎时加生姜调和脾胃。

穴位方
取中脘穴、内关穴、足三里穴、膻中穴进行按摩，可疏肝理气；取阴陵泉穴、丰隆穴进行艾灸，可化痰祛湿。

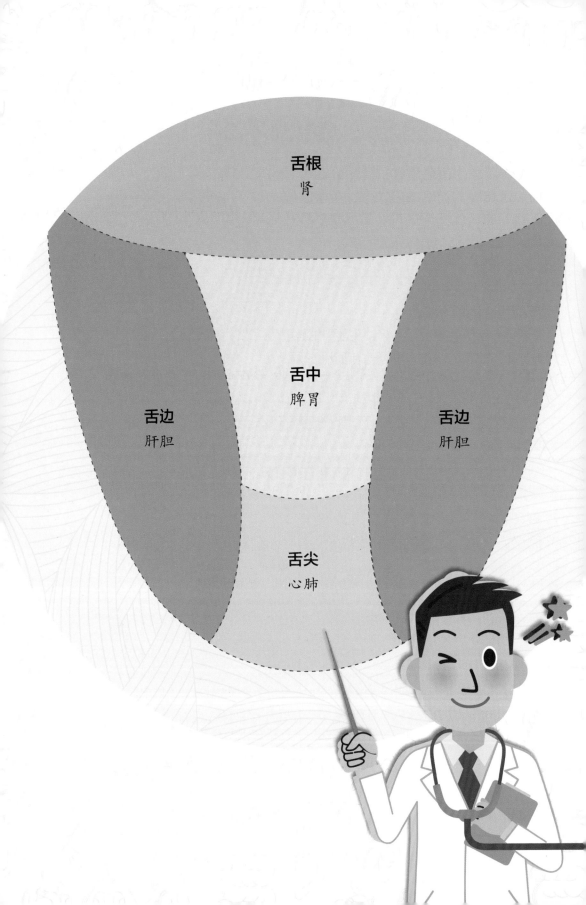

第四章

伸舌头，有病早知道

当感到身体不适时，可能意味着身体出了问题，需要调整。但疾病在初期往往不易被察觉，如果不在意的话，容易延误治疗时机，使病情加重。舌头作为反映人体健康的镜子，能够反映病邪的性质、病情的轻重。倘若人们能够经常为自己和家人进行舌诊，可及早发现疾病，及时调理，减少疾病对身体的伤害。

呼吸系统疾病

感冒

感冒，俗称"伤风"，是以发热、恶寒、鼻塞、流涕、打喷嚏、咳嗽为主要特征的一种常见外感疾病，一年四季均有发生，气候变化时及冬春两季发病率较高。

感冒的病因

感冒主要是感受风邪等六淫之邪，致使肺卫功能失调引起的，相当于现代医学的普通感冒、急性上呼吸道感染。

健康小贴士
因感冒与某些传染病早期症状相似，故不可轻视，应尽快治疗。

症状表现

初起一般多见鼻塞、流涕、打喷嚏、恶风等肺卫症状，继则咳嗽、咽痒或痛、发热、头痛、身体酸疼不适等。以寒证、热证为常见。

寒证

轻者鼻塞声重、打喷嚏、时流清涕、痰清稀色白；重者恶寒甚，发热轻，无汗、头痛、肢节酸痛。

热证

发热、微恶寒、汗出不畅、头痛、鼻塞浊涕、口干而渴、咽喉红肿热痛、咳嗽、痰黄黏稠、苔薄黄。

感冒的舌象表现

由于四季气候的变化和病邪的不同，或由于体质有强弱、感邪有轻重之分，因此，在舌象表现上有风寒、风热两大类，夹湿、夹暑等兼证，以及体虚感冒的不同。

 风寒证

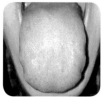

舌淡红，苔薄白。

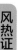 风热证

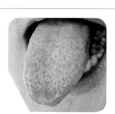

舌边、舌尖较红，苔薄黄。

 暑湿证

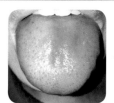

舌淡红，苔薄黄而腻。

 气虚证

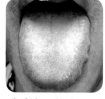

舌质淡，苔白。

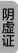 阴虚证

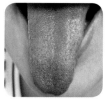

舌质红，苔少。

 阳虚证

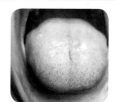

舌质淡，舌体胖，苔白。

注：本书中提供舌象仅供舌诊学习参考，疾病诊断还需综合其他症状表现，及时去正规医院检查就诊。

感冒应如何调理

感冒的病位在卫表肺系，调理应因势利导，从表而解，采用解表达邪的原则。风寒证应辛温发汗，风热证应辛凉清解，暑湿杂感者应清暑祛湿解表，虚体感冒则应扶正解表。

中药方

特效感冒方：宁苏叶、薄荷、藿香、防风、荆芥、苍术、黄芪各 10 克，金银花 12 克，甘草 3 克。每日 1 剂，水煎 2 次，分 3 次服。

食疗方

姜丝萝卜汤：生姜丝 25 克，萝卜片 50 克，红糖适量。取生姜丝、萝卜片加水约 500 毫升，煎煮 15 分钟，加入适量红糖，煮 1~2 分钟即可。每日服 1 次，每次 200 毫升。

穴位方

取大椎穴、肺俞穴、风门穴、合谷穴，每日各按摩 1~3 分钟，对咳嗽、发热效果较好。

推拿方

针对打喷嚏、鼻塞、流涕等症状，可将双手食指置于迎香穴处，上下搓擦 1 分钟。

饮食宜忌

宜食新鲜蔬菜和水果，以补充维生素；多食富含优质蛋白质的食物，增强身体抵抗力；多食清淡易消化的流质饮食；忌辛辣、刺激性食物；忌油腻、煎炸类食物；忌过咸、生冷饮食；忌吸烟酗酒。

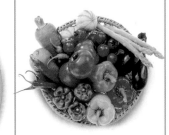

感冒患者饮食宜清淡。

老中医提醒

○ 晨起后应打开窗户通风，并做深呼吸 3~5 次，深呼吸时，尽可能多吸气，再尽可能慢呼气。

○ 多吃富含维生素 C 的蔬果，比如胡萝卜、猕猴桃、橙子、橘子、柚子等，以增强免疫力。

○ 坚持室外活动和体育锻炼，可以增强防御外邪的能力。

Tips 提示！

汤药宜于轻煎，不可过煮，温热服用，服后避风保暖。

急性气管炎与支气管炎

急性气管炎及支气管炎，简称"急支"，常见于气候突变时，多由上呼吸道感染引起，临床主要表现为咳嗽和咳痰，病愈后支气管黏膜可完全恢复正常。

急支的病因

该病的病因主要有两方面：一是病毒或细菌感染，病毒有流感病毒等，细菌有肺炎链球菌、支原体等；二是外界的刺激，包括冷空气、粉尘等刺激气管所致。

健康小贴士

本病情况严重者，应及时就医检查，遵医嘱服药，避免抗生素的过度使用。儿童、老年人或免疫力偏低、容易反复发作的患者可考虑接种流感疫苗。

急支的舌象表现

急支患者由于证型不同，也会有不同的舌象表现。总体来说是肺部出现了问题，舌体较红者是肺部有热的表现，舌体较淡者是肺气虚或风寒束肺。

症状表现

患者会出现上呼吸道感染症状，如咳嗽、咳痰典型症状。有的患者会有喘息、胸部不适等症状。

鼻塞、流涕、咽痛

患者起病较急，常有鼻塞、流清涕、咽痛和声音嘶哑等上呼吸道感染症状。

咳嗽、咳痰

开始为干咳或少量黏液痰，3~4天后咳嗽成为突出症状。受凉、晨起晚睡时咳嗽会加剧。

其他症状

可出现不同程度的胸闷气促、喘息、呼吸困难等。此外患者还伴有发热、乏力、头痛、全身酸痛等症状。

肺气虚	肺阴虚	燥热伤肺
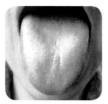	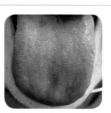	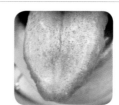
舌色淡，苔白。	舌质红而少津。	舌质红，苔薄黄；舌尖红，苔薄黄而少津。
邪热蕴肺	风寒束肺	风热袭肺
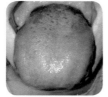	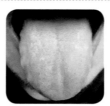	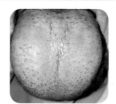
舌质红，苔黄腻。	舌质淡，苔薄白。	舌苔薄黄或薄白而干燥。

急支应如何调理

现代医学对于本病的治疗主要是依赖药物，包括镇咳药、祛痰药、抗过敏药以及抗生素的使用。中医对于本病以宣降肺气、止咳为主要原则，并重视化痰降气，使痰清气顺，则咳嗽易除，且注意固护正气，使祛邪而不伤正，同时注意长期调补，预防发病。

中药方
杏仁麻草大海汤：炒杏仁10克，炙麻黄3克，胖大海4枚，生甘草5克。将以上材料放入锅中，水煎去渣取汁，加入适量冰糖搅匀即可。每日1剂，连用5~7日。此汤可止咳平喘、清肺润喉。

食疗方
猪肺250克，甜杏仁10克，生姜汁2匙。猪肺洗净切块，甜杏仁洗净，将两者放在锅内加水煮，临熟时加入生姜汁及食盐少许。食猪肺，喝汤。此汤可温肺止咳化痰。

穴位方
先将厚薄适宜的生姜片置于合谷穴、列缺穴上，再将艾炷置于姜片上，点燃艾炷，施以隔姜灸法。每个穴位灸2~3壮，每日1次。此方可缓解咳嗽症状。

贴敷方
附片、肉桂、干姜各20克，山奈10克。上药研成细末，装瓶备用。用拇指在双侧肺俞穴按摩半分钟左右，以使局部潮红，取药末适量置于穴位上，并用医用胶布贴盖固定。隔日换1次药。

饮食宜忌

应多食新鲜的蔬菜，比如菠菜、油菜、黄瓜、冬瓜、西红柿等，不仅能够补充人体所需的维生素和无机盐，而且还具有清热、化痰的功效。另外，还可选一些健脾益肺、理气化痰的食物，如枇杷、梨、百合、胖大海等。忌食海鲜、油腻、刺激性的食物，如辣椒、胡椒等。

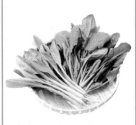

菠菜可凉拌、炒菜、做汤。

老中医提醒

○ 患者应保持鼻黏膜湿润，清除鼻、咽、喉等部位的多余分泌物。
○ 吸烟的患者应减少吸烟次数，尽量戒烟，以防病情反复。
○ 避免受凉、劳累，以防上呼吸道感染。
○ 多运动以增强体质。

提示 Tips!

改善生活卫生环境，避免油漆或油烟等刺激性气味。可在房间中使用冷雾加湿器，以利于痰液的排出。

慢性支气管炎

慢性支气管炎，简称"慢支"，是指气管、支气管黏膜及其周围组织的慢性非特异性炎症，临床上以长期咳嗽、咳痰，或伴有喘息并反复发作的慢性过程为特征。该病病情发展缓慢，并持续发展，常并发多种肺部疾病。

▼症状表现

慢支患者主要表现为周期性的咳嗽，同时可能伴有喘息、发热等症状。

典型症状	具体表现	伴随症状	具体表现
咳嗽	每年发病3个月，连续2年或以上，冬季较为明显	喘息	同时可能出现哮鸣音
咳痰	呈白色黏液泡沫状，黏稠不易咳出	发热	急性发作期为在1周内出现脓性或黏液脓性痰，或伴有发热等炎症表现

▼舌象表现

慢性支气管炎的发生与年老体弱、脏腑功能失调和外邪侵袭等因素有关，常见舌象有以下4种。

肺气虚　　　　肺阴虚　　　　燥热伤肺　　　　邪热蕴肺

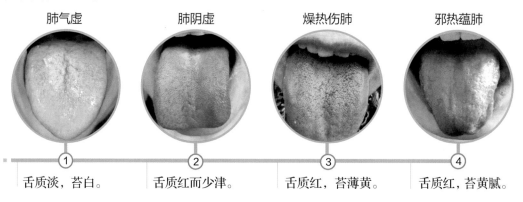

① 舌质淡，苔白。　② 舌质红而少津。　③ 舌质红，苔薄黄。　④ 舌质红，苔黄腻。

▼如何调理

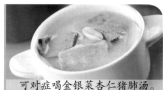

可对症喝金银菜杏仁猪肺汤。

食疗方

金银菜杏仁猪肺汤适用于慢性支气管炎引起的久咳不止、咽痒痰白者。

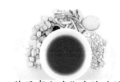

二陈汤有止咳化痰的功效。

中药方

二陈加青龙汤有止咳平喘、化痰通络的功效；水煎棉花根可清热、解毒、止咳、平喘、化痰。

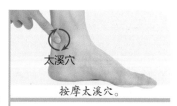

太溪穴

按摩太溪穴。

穴位方

按摩太溪穴、鱼际穴可缓解咳嗽；按摩肺俞穴、膻中穴、天突穴可宽胸理气、通利气道、化痰宣肺。

支气管扩张

　　支气管扩张是指支气管及其周围肺组织因慢性炎症损害管壁，以致支气管扩张变形的一种病症。此病症大多继发于呼吸道感染和支气管阻塞，在呼吸系统疾病中，其发病率比较高。

▼ 症状表现

　　患者主要表现为有规律的咳嗽多痰，严重者可见咳血，多伴有胸闷症状。

典型症状	具体表现	伴随症状	具体表现
咳嗽	在晨起、傍晚和就寝时较甚	胸闷	长期咳嗽、痰液引流不畅，则感胸闷
浓痰	痰液多呈黄绿色脓样，合并厌氧菌感染时可闻见臭味		
反复咳血	多数患者可见咳血，程度不等	发热、盗汗、乏力	反复肺部发热者，常伴有发热、胸痛等

▼ 舌象表现

　　中医认为支气管扩张属肺系病变，火热、痰湿、素体虚弱等是致病因素。常见舌象有以下 4 种。

痰热伤肺	肝火犯肺	外感邪热	阴虚内热
		 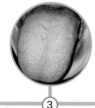	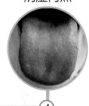
①	②	③	④
舌质白或淡红，苔黄或黄腻。	舌质红，苔薄黄而干燥。	舌质红，苔白燥或黄。	舌质红，苔少或无。

▼ 如何调理

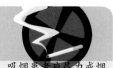

吸烟患者应尽力戒烟。

日常养护

积极防治呼吸道感染，尤其是低龄儿童。避免烟雾灰尘刺激，以减少诱发因素。吸烟患者应尽力戒烟。

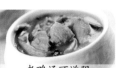

老鸭汤可滋阴。

食疗方

鲫鱼甜杏汤、老鸭汤适用于支气管扩张日久，正气已虚，疲乏无力等症状。

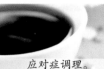

应对症调理。

中药方

三子养亲汤或葶苈大枣泻肺汤具有降气化痰、敛肺止咳的功效，适用于支气管扩张患者。

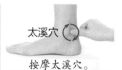

太溪穴

按摩太溪穴。

穴位方

取太溪穴、鱼际穴、肺俞穴、膻中穴、天突穴进行按摩。

支气管哮喘

支气管哮喘简称"哮喘"，病症名，俗称吼病，是一种常见的反复发作性疾患。哮，指呼吸时喉中有痰鸣声；喘，指呼吸急促，张口抬肩，不能平卧，两者多并见。

哮喘的病因

多因痰饮内伏，复加外感、内伤等多种诱因而引发伏饮，致气道阻塞、肺气升降失调而成。临床上，哮喘发作期多表现为邪实证或本虚标实证，有寒证、热证之分。

健康小贴士

如遇重型哮喘合并感染，应该综合治疗，以防止病情恶化。

症状表现

临床表现为反复发作性喘息，呼吸困难，胸闷或咳嗽，可经治疗缓解或自行缓解。

哮喘

以喉中哮鸣有声、呼吸急促困难为特征。

咳嗽

干咳或咯大量白色泡沫痰液，甚至出现紫绀等。

哮喘的舌象表现

哮喘病以痰湿为主，所以多见白苔、白腻苔或黄腻苔。舌淡红、苔薄表示病情较轻；舌紫暗表示病情重。病程中如果舌苔增厚而腻滞不化，表示哮喘未能控制；如果舌苔由厚转薄，腻苔逐渐消化，表示病情正在好转。

寒哮

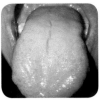

舌质淡或淡红，苔白滑或腻。

热哮

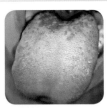

舌质红，苔黄干或黄腻。

痰瘀交阻

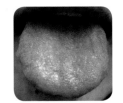

舌质紫暗，苔白腻。

寒痰瘀阻

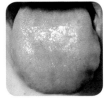

舌质紫暗，苔白滑。

痰湿阻滞

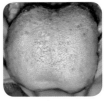

舌苔厚浊。

阳虚痰热

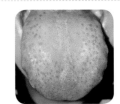

舌质红，苔薄白。

哮喘应如何调理

该病症的调理宜分辨寒、热、虚、实，把握标本缓急。发作期以祛邪为主要原则，缓解期以扶正为主要原则。

中药方

（姜春华）截喘汤：佛耳草、碧桃干、老鹳草各15克，旋覆花、全瓜蒌、姜半夏、防风各10克，五味子6克。上药水煎分服，每日1剂。

食疗方

党参茯苓粥：党参、茯苓各30克，生姜5克，大米120克。将党参、生姜切薄片，茯苓捣碎泡半小时，取药汁2次，用大米同煮粥。一年四季常服此粥，可以补肺益气、固表止喘。

穴位方

取天突穴、人迎穴、定喘穴、太渊穴，每日各按摩1~3分钟，对咳嗽、喘息、胸闷、咳痰有效。

贴敷方

鲜毛茛叶3~5片，捣烂如泥，以姜汁调匀，做成药饼，贴敷于大椎穴处，使之发疱。10日1帖，每个疗程3次，每年贴敷1个疗程。

饮食宜忌

哮喘患者平时宜多吃蔬菜、水果，如萝卜、白菜等，有清肺化痰的作用。含钙食物能增强气管抗过敏能力，如牛奶、芝麻、豆类等。同时多饮热水对哮喘患者稀释痰液也相当重要。忌食或少食虾、蟹、香菜、麦类、蛋、牛奶、肉等可能引起哮喘及腹胀，致使呼吸困难的食物。

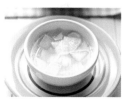

冬季多喝白萝卜汤，可以起到化痰降气、止咳平喘的作用。

老中医提醒

○ 春天花粉颗粒浓度升高，可能诱发或加重哮喘，外出时可戴上口罩。

○ 应保持室内空气清新干燥，定期开窗通风，使空气流通。

○ 游泳是一项十分适合哮喘患者的体育运动，既可以增强对寒冷的耐受力，又可以调整呼吸。

Tips提示！

哮喘患者不宜在室内饲养猫、狗等掉毛的宠物。

肺炎

肺炎是指由病原微生物、理化因素、免疫损伤、过敏及药物引起的肺部炎症。细菌性肺炎是常见的肺炎，也是常见的感染性疾病之一。

肺炎病因

中医认为，肺炎由外感风邪、劳倦过度，导致肺失宣降、痰热郁阻而发病。细菌性感染同样会引起肺炎，此种肺炎也是较常见的一种。

健康小贴士

保持室内的空气流通，每天开窗 2~3 次，控制室内温度在 18~22℃，湿度应控制在 60% 左右。

肺炎的舌象表现

通过观察舌象可以帮助判断所属证型，本病在中医学属"肺热病""风温""肺炎喘嗽"等病症范畴。

症状表现

起病急骤，常有受凉淋雨、劳累、病毒感染等诱因，约 1/3 人群患病前有上呼吸道感染。病程 7~10 天。

咳嗽、咳痰

初期为干咳，继而咳出白色黏液痰或带血丝痰，进入消散期痰量增多，痰黄而稀薄。

寒战、高热

突然性寒战起病，继之高热，体温可达 39~40℃，并伴有头痛、食量减少等症状。

其他症状

少数患者有恶心、呕吐、腹胀或腹泻等胃肠道不适症状。

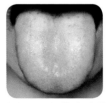
邪犯肺卫
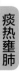
舌边红，苔薄白或黄。

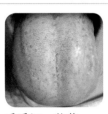
痰热壅肺
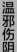
舌质红，苔黄。

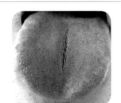
温邪伤阴
舌质红，苔少而干。

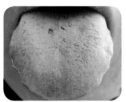
热入营血
舌质红或绛，苔黄厚或苔少而干。

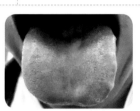
正气虚脱
舌质暗淡，苔薄或少。

肺炎应如何调理

患者应尽量卧床休息，大量饮水、吸氧、积极排痰，并正确合理使用抗生素，同时还应补充足够的热量、营养蛋白，维持体内水电解质的平衡。

中药方

（黄星垣）蚤休汤：蚤休、虎杖、败酱草、大青叶、芦根各30克，黄芩、桃仁各15克，茜草、瓜蒌各20克。水煎服，每日1剂，分2次服用。适用于急性肺炎患者。

中药方

（蒲辅周）加味桑菊饮：桑叶、菊花、杏仁、芦根、桔梗、甘草、连翘、苇根、僵蚕、黄芩各3克。上药用沸水浸泡，饮用。此方适用于风温风热犯肺者。

食疗方

薏苡仁200克，百合50克。将两者放入锅中，加水5碗，煎熬成3碗，分早、中、晚3次服完。

穴位方

取大椎穴、膻中穴、风池穴、尺泽穴，每日各按摩1~3分钟，对呼吸急促、持久干咳、单边胸痛有效。

饮食宜忌

患者在发病期间不要吃太多的盐和辛辣刺激的食物。患者宜吃高热量、高维生素、高蛋白的易消化或半流质食物；还应吃一些含铁和含铜丰富的食物，如动物肝脏、蛋黄、猪肉等，也可吃些虾皮、奶制品等高钙食品。

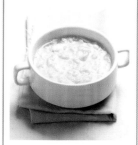

鸡蛋大米粥既营养又易消化。

老中医提醒

○ 平时注意防寒保暖，遇到气候变化，及时更换衣物。体虚易感者，可服玉屏风散之类的药物，预防发生外感病。
○ 戒烟，避免吸入粉尘、有毒或刺激性气体。
○ 加强体育锻炼，增强体质。

提示Tips！

患者进食要细嚼慢咽，避免边吃边讲话，以免食物呛吸入肺。

消化系统疾病

胃下垂

胃下垂是指患者站立时，胃的下缘降到盆腔，胃小弯弧线最低点降至髂嵴连线水平以下的一种病症。患者出现胃下垂，主要和胃的韧带功能的消退、腹肌松弛、体质等方面有关，此外也与患者自身因素，如体力状况、运动量等有关。

▼ 症状表现

轻度患者多无明显症状；中度以上患者表现为不同程度的上腹部饱胀感，食后尤甚。

典型症状	具体表现	伴随症状	具体表现
腹胀、上腹不适	腹部有胀满感、沉重感、压迫感	神经精神症状	受胃下垂的多种症状长期折磨导致
腹痛	多为持续性	消瘦、乏力	长期消化不良，进食疼痛，导致营养摄入不足，从而消瘦、乏力
恶心、呕吐	饭后活动时发作		
便秘	横结肠下垂		

▼ 舌象表现

胃下垂属于虚证，故患者舌色一般较淡，较少出现红色、暗紫色等颜色较深的舌象。舌苔总体表现为薄白苔。不同证型均有不同的舌象表现。

中气下陷	胃肠停饮	肝胃不和	脾肾两虚
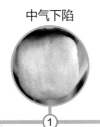	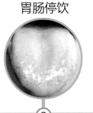	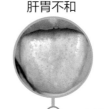	
①	②	③	④
舌质淡，苔薄白。	舌质淡，湿润，或水液布满全舌。	舌质淡，苔薄白或黄。	舌质淡，舌体胖嫩，苔薄白。

▼ 如何调理

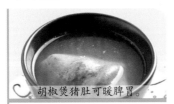

胡椒煲猪肚可暖脾胃。

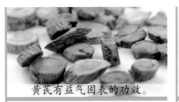

黄芪有益气固表的功效。

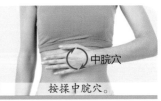

按揉中脘穴。

食疗方

白胡椒15克，猪肚1个。将白胡椒打碎，放入洗净的猪肚内，炖熟调味服食。

中药方

用炙黄芪、防风、炒白术、煨葛根、炒枳实、山茱萸组方。水煎分服，可益气举陷，主治胃下垂。

穴位方

可选百会穴、中脘穴、足三里穴进行按摩，每个穴位按摩3~5分钟。

消化性溃疡

消化性溃疡是指发生于胃或十二指肠的一种慢性溃疡，以慢性长期反复发作和典型的节律性疼痛为主要临床特征。

▼ 症状表现

消化性溃疡多表现为腹部疼痛，时间呈周期性反复发作。

典型症状	具体表现	伴随症状	具体表现
疼痛	多呈钝痛、灼痛或饥饿样痛，一般痛感较轻而能耐受，持续性剧痛提示溃疡穿透或穿孔	反胃、恶心、呕吐	胃囊多在进食后0.5~1小时出现疼痛；十二指肠溃疡疼痛多是空腹或夜间
长期性	由于溃疡发生后可自行愈合，但每于愈合后又好复发		
疼痛部位	十二指肠溃疡的疼痛多出现于中上腹部，或在脐上方，或在脐上方偏右处；胃溃疡疼痛的位置也多在中上腹，但稍偏高处，或在剑突下和剑突下偏左处		

▼ 舌象表现

胃溃疡活动期，黄苔出现的频率较高，十二指肠溃疡的辨证分型与胃溃疡相似。

饮食积滞	脾胃虚寒	脾胃郁热	瘀血阻络
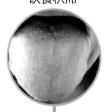	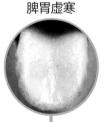	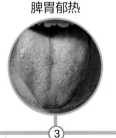	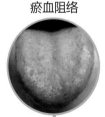
①	②	③	④
舌质淡，苔厚腻。	舌质淡嫩或舌边见齿痕纹，苔薄白而滑。	舌质红，苔黄腻。	舌质紫暗或有瘀点、瘀斑。

▼ 如何调理

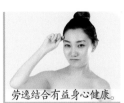
劳逸结合有益身心健康。

日常养护
应避免诱发消化性溃疡发病的因素，如精神刺激、过度劳累等。

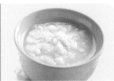
山药粥助消化、益脾胃。

食疗方
山药粥适用于脾胃虚弱型消化性溃疡。

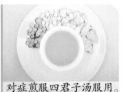
对症煎服四君子汤服用。

中药方
四君子汤、理中汤可健脾益气、温中健脾；四逆散、逍遥散可疏肝和胃。

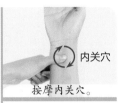
按摩内关穴。
内关穴

穴位方
取内关穴、足三里穴、公孙穴、中脘穴、脾俞穴、胃俞穴，坚持每日进行按摩。

慢性胃炎

慢性胃炎指不同病因引起的胃黏膜的慢性炎症或萎缩性病变，其实质是胃黏膜上皮遭受反复损害后，由于黏膜特异的再生能力，以致黏膜发生改变，且最终导致不可逆的固有胃腺体的萎缩，甚至消失。

慢性胃炎的病因

一般认为，急性胃炎未及时治疗和彻底恢复、长期食用刺激性物质、幽门功能障碍导致胆汁反流、胃酸或营养缺乏等均为致病因素。近年来也有研究认为，幽门螺杆菌感染及自身免疫也是重要因素。

健康小贴士
当口服抗生素治疗某些炎症性疾病时，宜同时饮用酸奶，可起到保护胃黏膜的作用。

症状表现

慢性胃炎患者常见的症状有上腹疼痛、饱胀、食欲减退等。

伴随症状

胃黏膜有糜烂的患者可表现为呕血、黑便，长期少量出血可导致缺血性贫血；部分慢性患者可有健忘、焦虑、抑郁等精神心理症状。

慢性胃炎的舌象表现

慢性胃炎轻症患者舌象以舌淡，薄白苔为多见；病程久者多见红舌，薄黄苔；如果患者是紫暗舌，黄腻苔，表示病程长，病情较重。

脾胃虚弱
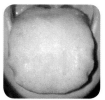
舌质淡红，舌边有齿痕纹，苔薄白。

肝胃不和
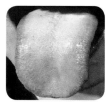
舌两边红，苔薄白。

胃络瘀血
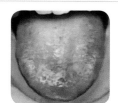
舌质暗红或紫暗，或有瘀点、瘀斑。

脾胃湿热
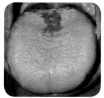
舌质红，苔黄厚或黄腻。

胃阴不足
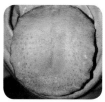
舌质红而少津或见裂纹。

寒湿犯胃
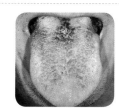
舌中出现黑苔。

慢性胃炎应如何调理

引起慢性胃炎比较常见的原因就是饮食不节。很多人不顾自己肠胃是否能承受得了，经常暴饮暴食，或大量饮酒，久而久之，胃腑就受伤了，调理应以改善生活习惯为主。

中药方

四君子汤：党参 20 克，白术、茯苓各 15 克，甘草 6 克，用水 300 毫升，煎至 100 毫升。每日 3 次，饭前服用，若无症状则可每日服 1 次。本方主治脾胃虚弱型慢性胃炎。

食疗方

沙参麦冬粥：北沙参、麦冬、冰糖各 15 克，加入大米 100 克，煮粥。每日可食用 2~3 次。本方对胃阴虚型慢性胃炎有缓解作用。

穴位方

取中脘穴、足三里穴、三阴交穴，每个穴位按摩 3 分钟左右。长期坚持，对胃炎有缓解作用。

发疱灸法

大蒜 10 克，捣烂如泥，用纱布 2~4 层包裹，敷压于中脘穴上，待局部皮肤发红、起疱、有烧灼感时去掉（一般保持 2 小时），洗净蒜汁，每日 1 次。

饮食宜忌

慢性胃炎患者应尽量避免食用过酸、过辣等刺激性食物以及冰冷、不易消化的食物。吃东西时，要慢慢咀嚼吞咽，使食物与唾液充分混合，有利于消化并减少胃部刺激。饮食应定时定量，营养丰富，多吃富含维生素的食物。

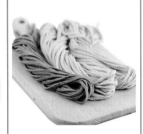

面条易消化，
适合胃不好的人食用。

老中医提醒

○ 食欲不振或积食者每餐可以吃 2~3 个新鲜山楂，以刺激胃液的分泌。

○ 胃酸分泌过多者，可通过喝牛奶或豆浆，还可以吃馒头或面包以中和胃酸。

○ 生活中应尽量避免精神紧张，心态平和、情绪稳定有助于防治胃炎，并能调节消化系统功能。

提示 Tips!

发作期应减少体力劳动，并且避免上夜班。

便秘

便秘是大便秘结不通，排便时间延长，或欲大便而艰涩不畅的一种疾病。便秘虽属大肠传导功能失常，但与脾胃及肾脏的关系甚为密切。

便秘的病因

便秘多是饮食、劳倦、情志损伤，造成大肠积热或燥热伤津。气机郁滞或寒凝，或阴阳气血亏虚，失于温养濡润，使大肠的传导功能失常所致。

健康小贴士
最佳排便时间是早上5:00~7:00之间。

排便次数
排便次数每周少于2次，严重者2~4周才排1次便。

排便困难
排便时间30分钟以上，或每天排便多次，但排出困难；粪便硬结如羊粪状，且数量很少。

其他症状
可见腹胀、食纳减少，以及服用泻药不当引起排便前腹痛。

便秘的舌象表现

便秘在临床上可分为热秘、气秘、冷秘、虚秘等。舌象中，以热秘的舌象较为典型。

热秘

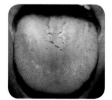

舌质红，舌苔黄厚腻或焦黄起芒刺。

气秘

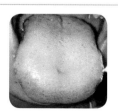

舌质淡，苔白腻，舌体胖，舌边见齿痕纹。

气虚秘

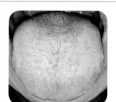

舌质淡，苔薄白。

血虚秘

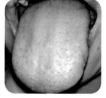

舌质淡白，苔薄或少。

冷虚秘

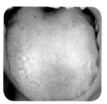

舌质淡，苔白润。

血虚或阴虚

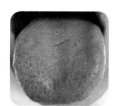

舌质红,苔无或少。

便秘应如何调理

便秘的治疗，并非单纯通下就能完全解决，而是根据不同的致病原因，分别采用不同的方法。不仅要注意饮食，生活习惯上也要注意调整。

中药方

益气润肠汤：肉苁蓉、党参各20克，黑芝麻30克，川厚朴、炒枳实各6克，柏子仁12克，木香3克，水煎分服。每日1剂，可缓解老年人便秘。

食疗方

风髓汤：松子仁30克，胡桃仁60克，共研为膏，炼蜜调拌，每次服6~9克，开水送服。松子仁润肺通便，胡桃仁补肾润肠，加入蜂蜜可增强其润肠的功效。

穴位方

实证取大肠俞穴、天枢穴、上巨虚穴、支沟穴；肠胃燥热者加曲池穴、合谷穴；气郁者加阳陵泉穴、太冲穴；脘腹疼痛者加内关穴。每日各按摩1~3分钟。

敷脐疗法

大田螺1只，食盐适量，共捣烂如泥，贴敷于脐部，外以纱布覆盖，胶布固定。每日换药1次。此方法具有散结通便的功效。

饮食宜忌

便秘患者饮食中必须有适量的膳食纤维，每天要吃一定量的蔬菜或水果，早晚空腹食苹果1个，或每餐前食香蕉1~3个；主食不要过于精细，要适当吃粗粮，可每晚喝用红薯、大枣、蜂蜜煮成的稀饭1碗。晨起空腹饮1杯淡盐水或蜂蜜水，可润肠通便。

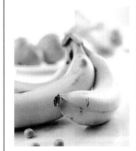

熟香蕉可缓解便秘。

老中医提醒

○ 足量饮水，使肠道得到充足的水分可利于肠内食物通过。

○ 排便要养成规律，不要拖延。

○ 腹部按摩可预防便秘。顺时针按摩腹部，每天2~3次，每次10~20圈。

Tips! 提示

不可长期使用泻药，以免肠道对泻药形成依赖，甚至导致肠道黑便的发生。

脂肪肝

脂肪肝是指各种原因或疾病所引起的肝细胞内的脂肪大量堆积，一般可分为轻度、中度、重度。经适当治疗后，轻度、中度的患者可得到恢复，重度患者则很难得到治愈，最终发展成肝硬化。

▼ 症状表现

常见疲乏、食欲不振、胁痛、恶心、腹胀等肝功能障碍症状。

类型	具体表现	伴随症状	具体表现
轻度	轻度脂肪肝无任何临床症状，尤其是老年人由于饮食过量或高脂饮食引起，临床称为"隐性脂肪肝"	腹痛、发热	主要是右上腹痛，偶尔中上腹痛，伴压痛，严重时有反跳痛、发热的情况
中度	疲乏、食欲不振、右季胁痛、恶心、腹胀等		
重度	可合并门静脉高压症和消化道出血		

▼ 舌象表现

脂肪肝的舌象以腻苔和暗舌为主要特征，常见的有痰湿阻络、肝郁气滞、痰瘀内结、肝肾阴虚4种类型。

痰湿阻络	肝郁气滞	痰瘀内结	肝肾阴虚
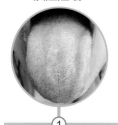	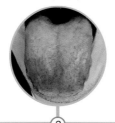	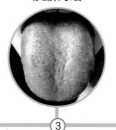	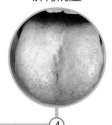
①	②	③	④
舌边较圆滑，舌质淡红，苔白腻。	舌质暗红，苔薄白。	舌边圆滑、胖大，舌面有瘀斑、瘀点。	舌质淡胖，苔厚腻。

▼ 如何调理

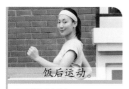

饭后运动。

日常养护

加强运动，可选择上下楼梯、慢跑、跳绳等运动，增加运动量，控制体重，养成健康的生活习惯。

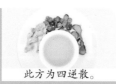

此方为四逆散。

中药方

四逆散具有疏肝理气、化瘀祛痰的功效；红曲具有祛痰化瘀、活血消脂的功效。

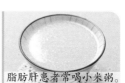

脂肪肝患者常喝小米粥。

饮食宜忌

多吃粗粮、水果、蔬菜，尽量不吃高脂肪、含糖过高以及辛辣刺激食物，不喝酒。

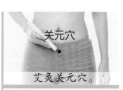

关元穴

艾灸关元穴。

穴位方

取关元穴、足三里穴、丰隆穴、肺俞穴、脾俞穴、肾俞穴，以艾条施灸。每日1次，10~15次为1个疗程。

肝硬化

肝硬化是一种以肝脏损害为主要表现的慢性全身性疾病，多由慢性肝炎、血吸虫感染、饮酒、营养不良、长期少量的化学物品中毒引起。

▼ 症状表现

肝功能减退、脾脏肿大、腹水、腹壁静脉曲张、食欲不振、消瘦无力，晚期还会出现吐血、便血等症状。

典型症状	具体表现	伴随症状	具体表现
疲倦乏力	为早期症状之一，此与肝病活动程度有关	恶心、呕吐、腹胀、腹泻	肝功能障碍和门静脉高压，使胃肠道阻性充血，而分泌与吸收功能发生紊乱所致
食欲不振	胃肠道瘀血、分泌及吸收功能障碍所致		
体重下降	因食欲减退，胃肠道消化吸收障碍等引起		

▼ 舌象表现

通过观察舌质的颜色与舌苔厚薄、腐腻等变化，辨明肝硬化的病情轻重。

肝气郁滞   脾肾阳虚   肝肾阴虚   肝郁脾虚

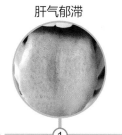 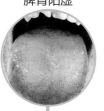 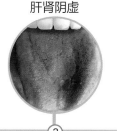 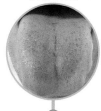

① 舌质淡，苔薄白。

② 舌质暗淡，苔浊而腻。

③ 舌质红绛，苔少或无，干燥。

④ 舌质淡红，舌边有齿痕，苔薄白。

▼ 如何调理

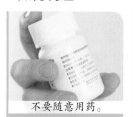

不要随意用药。

谨慎用药

由于许多药物、保健品等本身对肝脏功能有损害，因此在用药时应咨询主治医生的意见。

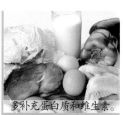

多补充蛋白质和维生素。

饮食宜忌

多吃豆类、奶类、蛋类、家禽或鱼肉以及新鲜的蔬菜、水果，忌吃刺激性食物。

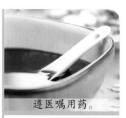

遵医嘱用药。

中药方

可选用一些具有保肝、利胆、除湿等功效的中草药。建议在医师指导下服用。

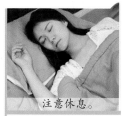

注意休息。

日常养护

肝硬化患者应该严格戒酒、平衡饮食、控制体重、注意休息，保持良好的生活习惯。

痔疮

　　痔疮是直肠下端黏膜下或肛管皮下静脉丛发生扩大、曲张而形成柔软的静脉团。本病在成年人中较为常见，故有"十人九痔"之说。

痔疮的病因

　　痔疮的发生多由久坐或久站、肩挑负重、跋涉远行所致；或因饮食不节、嗜食辛辣厚味，燥热内生，肠胃受损而得；或因久泄、久痢、便秘，以致湿热内生，脉络郁阻，结聚肛肠而致。

健康小贴士
每天有意识地做3~5次肛门收缩，可增强括约肌功能，促进局部血液循环。

痔疮的舌象表现

　　痔疮多因体内有热，舌质多呈红色，出现黄苔或舌上有瘀点表示程度严重。

内伤肠络

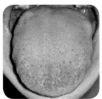

舌质红，苔薄白或薄黄。

湿热下注

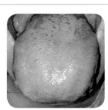

舌质红，苔黄腻。

气滞血瘀

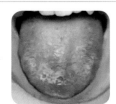

舌质紫暗或有瘀点、瘀斑。

脾虚气陷

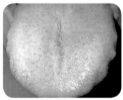

舌质淡，苔薄白。

阴虚肠燥

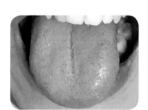

舌质红，苔薄。

痔疮应如何调理

痔疮的调理首先要保持大便通畅，进食易消化、少含渣滓的食物。饮食应粗细搭配，少饮浓茶、咖啡、酒类，少吃辛辣食物，以减少对肛管的刺激。

中药方

（彭显光）消痔饮：决明子20克，朱砂莲、煅牡蛎（先煎）、马勃（布包）、黄柏各15克，生甘草6克。上药水煎分服。每日1剂，本方主治Ⅰ期、Ⅱ期内痔及Ⅲ期血管型内痔。

食疗方

薏苡仁粥：薏苡仁50克，百合6克。以上2味食材煮熟食用。此粥具有润肠通便的功效，可缓解痔疮、便秘等症状。

食疗方

菠菜玉米粥：菠菜200克，玉米面100克，食盐少许。菠菜洗净切碎，在开水中焯后捞出，玉米面加水煮成粥，粥将熟时将菠菜放入，菠菜熟后，调盐即可。适用于气滞血瘀型痔疮。

熏洗疗法

冬青树叶250~500克，清水适量，煎汤，先熏后洗肛门，有一定的缓解作用。适用于内痔。

饮食宜忌

增加膳食纤维的摄入，以刺激肠道，促进胃肠蠕动，增强排便能力，如粗粮、带皮水果、新鲜蔬菜等。避免烟酒及辛辣刺激性的食物，如辣椒、芥末、姜，以改善大便秘结、出血的症状，减轻炎症。多喝水，使肠道内有充足的水分，有利于粪便的排出。

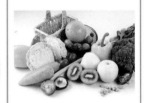

吃苹果或梨等水果时不削皮，可增加粗纤维的摄入。

老中医提醒

○ 每次坐在马桶上的时间尽量不要超过5分钟，尤其不要一边如厕一边看书。

○ 不要连续几个小时坐在椅子上不动，即使必须如此，也应每小时至少起身活动5分钟。

○ 体重过重的人较易出现痔疮，因为他们的下肢承受较大的压力，所以要控制好自己的体重，加强锻炼。

提示 Tips！

过敏体质者应慎用马应龙麝香痔疮膏。

心脑血管疾病

慢性心功能不全

慢性心功能不全，又称"慢性充血性心力衰竭"，是指在有适量静脉血回流的情况下，由于心脏收缩和（或）舒张功能障碍，心排血量不足以维持组织代谢需要的一种病理状态。

慢性心功能不全的病因

慢性心功能不全多是由于心肌舒缩功能障碍引起的，见于心肌炎、心肌病、心肌梗死等。其中以舒张功能不全为主，见于高血压、心室肥厚型心肌病等。

健康小贴士

冠状动脉疾病和高血压已逐渐上升为慢性心衰的主要病因。积极控制血压、血糖、血脂和戒烟等，可减少慢性心衰的发生。

慢性心功能不全的舌象表现

慢性心功能不全多属虚证，舌象多见浅色或暗色。

症状表现

根据病变的心脏和瘀血部位，可分为左心心衰和右心心衰，其中多以左心心衰开始。

疲劳、乏力

平时四肢无力，一般体力活动即感疲劳乏力，是左心衰竭的早期症状。

呼吸困难

左心衰竭时较早出现和较常见的症状，为肺瘀血和肺顺性降低而致肺活量减少的结果。

其他症状

右心衰竭会使胃肠道、肾脏产生瘀血，进而导致脏腑功能减退。

| 心气虚弱 | 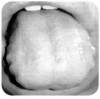 | 气阴两虚 | 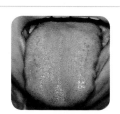 | 心脾两虚 | 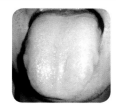 |

舌质淡，舌边有齿痕，苔薄白。

舌质红，苔薄或少。

舌质淡，苔薄白或白腻。

| 心肾阳虚 | 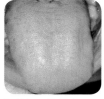 | 心阳虚脱 | 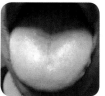 | 气虚血瘀 | 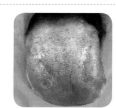 |

舌质淡，苔薄白。

舌质淡，苔少或无。

舌质紫暗或有瘀斑、瘀点，苔薄白。

慢性心功能不全应如何调理

本病在中医学属"心悸""怔忡""喘证""心痹""痰饮"等范畴，除药物治疗外，主要调理原则是调补心脏。

中药方

温阳强心汤：桂枝、葶苈子、杏仁各9克，熟附片、黄芪、丹参各15克，赤芍、茯苓、桃仁各12克，益母草、赤小豆各30克，防己6克。上药水煎分服，每日1剂，具有温阳益气、强心利水的功效。

食疗方

人参麦冬炖鸡：人参5~10克，麦冬15克，大枣3枚，母鸡肉100克，水1碗，用瓦盅隔水炖熟，食肉饮汤。本方适用于心功能不全患者。

食疗方

清补凉糖水：沙参、玉竹、石斛、百合各15克，加水2碗煮至1碗，去渣，加少许冰糖调味食用。本方适用于心功能不全患者。

穴位方

取神阙穴、气海穴、关元穴，施以灸法，每日1次，7~10次为1个疗程，具有补气温阳的功效。

饮食宜忌

慢性心功能不全患者适宜吃利尿消肿、抗菌消炎、增强免疫力的食物；忌吃腌制的食物，如咸蛋、咸鱼、咸肉等；忌吃煎炸、油腻的食物，如肥肉、烧烤等；忌吃刺激性食物，如芥末、辣椒、花椒、胡椒等。

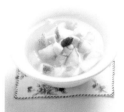

茯苓贝梨汤具有健脾利胃、利水渗湿、宁心安神的作用。

老中医提醒

○ 重度慢性心衰患者应限制饮水量，应每天称体重以防液体潴留。

○ 患者应适当休息，保证睡眠，注意劳逸结合。

○ 皮肤及口腔重度水肿患者，应定时翻身，保持床单整洁、干燥，防止褥疮的发生。

Tips 提示！

患者活动减少，长期卧床，下肢肿胀，易出现血栓，需进行活动或被动的肢体活动。

心律失常

当心脏因受到生理或病理等多种因素的影响，心脏冲动的形成或传导发生障碍，从而引起心脏的频率或节律异常改变时，就称为"心律失常"。

心律失常的病因

心律失常见于各种器质性心脏病，以冠状动脉粥样硬化性心脏病（简称"冠心病"）、心肌病、心肌炎和风湿性心脏病（简称"风心病"）为多见，尤其在发生心力衰竭或急性心肌梗死时。

健康小贴士

患者必须按医生要求服药，并注意观察用药后的反应。

心律失常的舌象表现

舌诊对于心脏疾病的诊断，具有重要的参考意义。心律失常应多注意虚证的表现，舌象以舌质淡，苔白为主。

症状表现

心律失常患者早期和晚期的症状有所不同。

早期症状

轻度的窦性心动过缓、窦性心律不齐、偶发的房性期前收缩、心悸、胸闷、头晕、低血压、出汗等。

晚期症状

晚期会导致脑动脉供血不足，表现为头晕、乏力、视物模糊、暂时性全盲，甚至失语、瘫痪、抽搐、昏迷等一过性或永久性的脑损害。严重者会出现晕厥、心力衰竭，甚至猝死。

心气不足
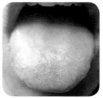
舌质淡红，苔薄白。

心阴亏虚
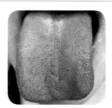
舌质红而少津，苔少或无。

心脾两虚
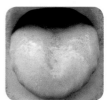
舌质淡红，苔少或无。

脾肾阳虚
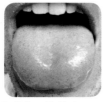
舌质淡，苔薄白。

痰浊阻滞
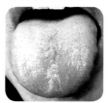
舌质淡，苔白腻。

心血瘀阻
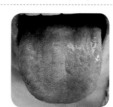
舌质紫暗，或有瘀点、瘀斑。

心律失常应如何调理

心律失常的治疗包括发作时治疗与发作前预防，是一个相对复杂的过程。除病因治疗外，尚可分为药物治疗和非药物治疗两方面。

中药方

桂甘龙牡汤：桂枝9克，炙甘草6克，龙骨（先煎）、牡蛎（先煎）各12克。上3味药水煎分服，每日1剂。本方主治心悸不宁、坐立不安、烦躁乏力。

食疗方

当归生姜羊肉汤：当归10~30克，羊肉75~100克，生姜3片，大枣2枚。清水1~1.5碗，放入炖盅内炖熟，油盐调味，饮汤亦可食肉。本汤适用于心血少而体质虚寒的心律失常患者。

食疗方

冬莲百合粥：麦冬15克，莲子（不去心）、百合各30克。清水适量，煲至烂熟，加适量冰糖或白糖调味后服食。本方适用于心阴虚型心律失常。

穴位方

主穴取心俞穴、内关穴、足三里穴。若心动过速配间使穴；心动过缓配厥阴俞穴、脾俞穴、郄门穴；心律失常配中脘穴、关元穴。每穴施灸15~30分钟，每日1~2次。

饮食宜忌

心律失常表明心脏出现了问题。多吃高脂肪或高胆固醇的食物会增加心脏的负担，比如动物的内脏和肌肉，所以这些食物尽量少吃。心律失常影响心肌功能，这可能是营养不良或代谢问题所致，需要补充维生素，如B族维生素和维生素C等。

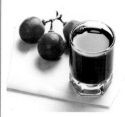

葡萄富含B族维生素和维生素C，适宜心律失常患者食用。

老中医提醒

○ 保持平和稳定的情绪，精神放松，不要过度紧张。
○ 生活要规律，应养成按时作息的习惯，保证睡眠，因为失眠可诱发心律失常。
○ 洗澡时水不要太热，时间不宜过长。

Tips 提示

少从事容易使人紧张的工作，开车要小心！

慢性肺源性心脏病

慢性肺源性心脏病，简称"肺心病"，是心血管系统较常见的一种疾病，是由于肺部、胸廓或肺动脉的慢性病变所引起的肺循环阻力增加，进而引起右心室肥厚，最后发展为右心衰竭的一种心脏病。

▼ 症状表现

本病发展缓慢，临床上除原有肺、胸疾病的各种症状和体征外，主要是逐步出现心肺功能衰竭以及其他器官损害的征象。

典型症状	具体表现	伴随症状	具体表现
心悸、气短	在急性呼吸道感染或较剧烈活动后出现	乏力、呼吸困难	由持续的咳嗽、气短等症状引起
咳嗽、咳痰	患者都有慢性咳嗽、咳痰或哮喘史		
呼吸衰竭	常由呼吸道感染所诱发	损伤肝肾	严重缺氧时可造成肝、肾功能损害

▼ 舌象表现

舌质多为紫绛、暗紫，当右心衰竭时舌腹面静脉主干可见饱满隆起、弯曲等现象。

风寒束肺	痰热困肺	阳虚水停	热瘀伤络
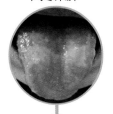	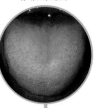	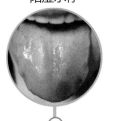	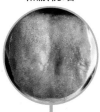
①	②	③	④
舌尖或全舌质暗淡，口唇发青，苔白滑。	舌尖暗红，苔黄腻而少津。	舌体淡胖，或舌质紫暗，苔白滑。	舌尖或全舌质红或紫暗，有瘀点、瘀斑，苔黄。

▼ 如何调理

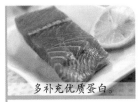

多补充优质蛋白。

饮食注意

在饮食方面需要加强营养，多摄入优质蛋白的食物，比如鱼类、豆类、牛肉等。

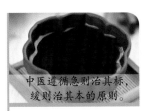

中医遵循急则治其标，缓则治其本的原则。

中医疗法

急性期以清热涤痰、活血，兼顾正气；缓解期则以补肺养心、益肾为主。

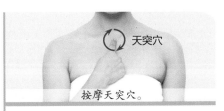

天突穴

按摩天突穴。

穴位方

主穴取天突穴、膻中穴、列缺穴、太渊穴。脾虚痰盛型者，配脾俞穴、丰隆穴、足三里穴；肺肾两虚型者，配太溪穴、肾俞穴、肺俞穴。

心绞痛

心绞痛是冠状动脉发生硬化、狭窄和（或）痉挛，心肌发生急剧而短暂的缺血、缺氧而引起的临床综合征，是冠心病中比较常见的一种类型。

▼ 症状表现

心绞痛分为稳定型、不稳定型和变异型3种，分别有不同的症状表现。

类型	具体表现
稳定型心绞痛	阵发性的前胸压榨性疼痛感觉，疼痛主要位于胸骨后部，可放射至心前区与左上肢，常发生于劳动或情绪激动时，持续数分钟
不稳定型心绞痛	疼痛的出现难以预测，在休息时也会发生。较稳定型心绞痛疼痛程度更重，持续时间更长，可达数十分钟，休息或服下药物只能暂时甚至不能缓解症状
变异型心绞痛	此种类型少见，通常在休息时发生，尤其是夜间，常伴有出汗，使用心绞痛药物可缓解

▼ 舌象表现

心绞痛的舌象可以反映病情的轻重。如果见舌体有瘀点，多表示血液循环阻滞；舌下脉络增粗、曲张、暗滞多表示病情较重。

心血瘀阻　　　　　痰浊壅塞　　　　　气阴不足　　　　　心阳亏虚

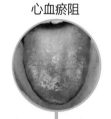 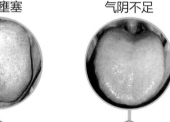 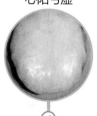

① 舌尖、舌边或全舌质暗红，或有瘀点、瘀斑。

② 舌质淡，苔浊或腻。

③ 舌质淡红，苔少或无。

④ 舌质淡，苔薄白。

▼ 如何调理

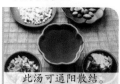

此汤可通阳散结。

中药方

瓜蒌薤白白酒汤可有效缓解心脏方面的疾病，如冠心病等。

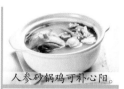

人参砂锅鸡可补心阳。

食疗方

人参6克，三七粉3克，鸡肉75克，水200毫升，置于瓦盅内，隔水炖熟，调味即可食用。

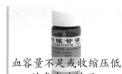

血容量不足或收缩压低的患者应慎用。

药物疗法

心绞痛发作时，舌下含服硝酸甘油3~5分钟可缓解症状。

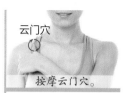

云门穴

按摩云门穴。

穴位方

按摩云门穴可缓解心绞痛；用右手拇指和食指点压左手中指甲根部左右两侧，可止痛。

脑血栓形成

脑血栓形成

脑血栓形成，是指脑动脉管壁发生病变，形成血栓，致使动脉管腔明显狭窄或闭塞，引起相应部位的脑部发生梗死，从而引起一系列的临床症状。

脑血栓形成的病因

脑动脉粥样硬化是引起本病的较常见病因，日常生活中肥胖、饮酒过量、长期不运动、滥用药物、吸烟等不良生活习惯也会增加患脑血栓的风险。

健康小贴士

有高血压、糖尿病、心房纤颤和颈动脉狭窄等病症患者，应进行预防性治疗。

症状表现

脑血栓形成多发生在安静或睡眠中，部分病例有短暂性脑缺血发作，前驱症状多见肢体麻木无力等。

肢体麻木

常见脑梗死患者，患者意识清楚或有轻度意识障碍。

头痛、眩晕

大多数患者在发病前数日以至数周前出现。

其他症状

常有偏瘫、偏身感觉障碍、同向偏盲、失语、精神症状、排尿障碍及昏迷等症状。

脑血栓形成的舌象表现

脑血栓形成的舌象根据不同证型表现也不一样，比较常见的有6种证型。如果舌质发红，舌苔薄黄，舌体大小无变化，表示病情较轻，预后较好。

肝肾阴虚，风阳上扰	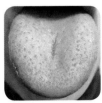 舌质红，苔黄。	气虚痰阻	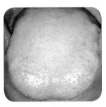 舌质淡，苔白腻。	风痰瘀血，痹阻络脉	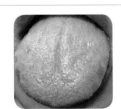 舌质暗淡，苔薄白或白腻。
肝阳上亢，风火上扰	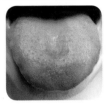 舌质红或红绛，苔薄黄。	痰热腑实，风痰上扰	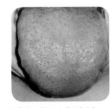 舌尖暗红或暗淡，苔黄或黄腻。	气虚血瘀	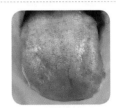 舌尖或全舌质暗淡，有瘀点、瘀斑，苔薄白或白腻。

脑血栓形成应如何调理

如果是脑血栓形成发作的话，建议采取中医的治疗方法，效果比较突出，也很安全。在治疗时需要防止缺血症状，并搭配针灸、按摩调理。如果症状比较严重或者害怕发生脑梗死的话，后期也需要搭配西药治疗。

中药方

（张学文）通脉舒络饮：黄芪、丹参、生山楂各30克，红花、川芎各10克，炒地龙、川牛膝各15克，桂枝6克。上药水煎，分2次温服，每日1剂，主治脑卒中、痹证等偏于气虚血瘀者。

食疗方

芍药天冬饮：白芍、天冬各30克，白糖15克。白芍、天冬水煎，加白糖搅匀，代茶水饮服。本方具有滋阴息风的功效，可用于脑血栓形成的预防。

药枕方

石膏枕：生石膏适量，打碎后装入枕芯，适用于脑出血急性期。
菊丹芎芷枕：菊花、丹皮、川芎、白芷共研末，装入枕芯，适用于脑出血恢复期或缺血性脑梗死急性期。

贴敷方

马钱子、蔓荆子、黄芪各12克。以上3味药共研细末，加清水适量调成糊状，贴敷于足心涌泉穴处，每日1换。此方具有活血理气、通络的功效，适用于脑卒中瘫痪者。

饮食宜忌

患者应以低脂肪、低热量、低盐饮食为主，并保证摄入优质蛋白质、维生素、膳食纤维以及微量元素；忌烟酒、暴饮暴食；禁食霉变的食品、咸鱼；忌喝冷饮。

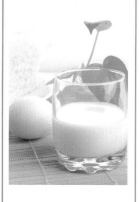

鸡蛋、牛奶脂肪低、热量低、蛋白含量高的食物，适宜脑血栓形成患者。

老中医提醒

- 要保持心理健康。许多脑梗死的发作，都与情绪激动有关。
- 当气温骤变，气压、温度明显变化时，中老年人要格外小心。
- 注意改变不良生活习惯，适度的体育活动有益健康。

提示 Tips！

及时注意脑血管病的先兆，如突发的一侧面部或上下肢突然感到麻木、软弱乏力，嘴歪、流口水等。

结缔组织疾病

贫血

贫血是指循环血液的单位容积内的血红蛋白量低于其正常值的下限范围。贫血不是一种独立的疾病，是由多种疾病所引起的一种症状。反过来，多种疾病都可伴随贫血症状的发生。

贫血的病因

贫血是继发于多种疾病的临床综合征，其病因和发病机制可概括为：红细胞生成减少或不足、红细胞破坏过多和失血。

健康小贴士

铁剂仅用于缺铁性贫血，不能用于非缺铁性贫血。

症状表现

贫血症状的有无或轻重，取决于贫血的程度，典型症状主要是皮肤苍白和浑身无力。

软弱无力

疲乏、困倦，是由于肌肉缺氧所致。

皮肤、黏膜苍白

贫血时皮肤、黏膜的供血减少，而且单位容积血液内红细胞和血红蛋白含量减少，从而引起皮肤、黏膜苍白。

贫血的舌象表现

贫血患者的舌象通常比较相似，舌质、舌苔颜色多呈白色。

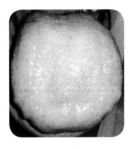

看舌质

舌质淡或苍白，舌体胖而厚大，舌上津液满布，苔薄白或白腻，舌边或有齿痕。

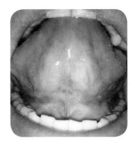

看舌下脉络

舌下静脉（络脉）浅淡，呈白色或淡黄色，像蒙上了一层薄膜。

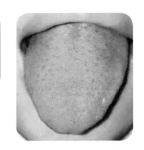

心脾阴虚

舌红少津，伴有舌痛。

贫血应如何调理

治疗贫血的原则是采取适当措施以消除病因。很多时候，原发病比贫血本身的危害严重得多（如胃肠道癌肿），其治疗也比贫血治疗更为重要。在病因诊断未明确时，不应乱服药物使情况复杂，增加诊断上的困难。

中药方

双补生血汤：党参、黄芪、熟地黄、茯苓各15克，砂仁9克，枸杞子、制何首乌、盐菟丝子各12克，煅绿矾1克，白术、当归、炙甘草各10克。上药水煎，分2次温服，每日1剂。

食疗方

莲子桂圆糯米粥：莲子15克，桂圆10克，糯米30克。将莲子、桂圆、糯米同煮成粥，温热时食用，每日2次。此方具有补心脾、益气血的功效，适用于失血性贫血。

食疗方

花生大枣炖猪蹄：猪蹄1只，花生米50克，大枣10枚，调料适量。按常法炖熟后分次服食，每日1剂。此方具有滋阴、益气、补血的功效，适用于贫血。

穴位方

脾俞穴可健脾利湿、益气统血；命门穴、肾俞穴可补肾散寒、培补元气；关元穴可温通气血；手三里穴、承山穴可通络活血、调理通腑。贫血患者可常刺激以上穴位。

饮食宜忌

贫血者多吃含铁丰富的食物，如海带、紫菜、黄豆、菠菜等；为了促进铁质的吸收，也可吃些酸性食物，如西红柿、酸枣、酸菜等；维生素C可以促进铁质的吸收，可多吃富含维生素C的食物；尽量不要喝茶，因为多喝茶会使贫血症状加重。

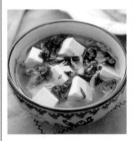

紫菜虾皮豆腐汤富含铁元素，适合贫血者食用。

老中医提醒

○ 月经过多以及妊娠期妇女应当食用铁强化食品或补充铁剂。
○ 缺铁性贫血患者补铁应坚持"小量、长期"的原则。
○ 含钙类食品和高磷酸盐食品会与铁剂结合而生成沉淀，故应避免同时食用。

提示Tips！

服药应在饭后，以减轻药物对胃肠道的刺激而避免引起恶心、呕吐的症状。

类风湿性关节炎

　　类风湿性关节炎，又称"畸形性关节炎""强直性关节炎""萎缩性关节炎"，简称"类风关"，是一种以关节及关节周围组织的非感染性炎症为主的，能引起肢体严重畸形的慢性全身性自身免疫性疾病。

类风湿性关节炎的病因

　　本病病因至今尚未完全阐明。一般认为与自身免疫、遗传及内分泌等因素有关。此外，微生物感染、吸烟也是导致类风湿性关节炎发病的关键诱因，患者平时应该注意防范，养成良好的生活习惯。

健康小贴士
烟酒都易加剧关节炎的恶化，所以尽量不喝酒、不吸烟，同时注意避免吸二手烟。

症状表现
关节痛是典型症状，经常受累的部位是腕、掌指关节、近端指间关节，多为对称性、持续性疼痛，常伴有压痛。

关节肿痛
游走不定、痛有定处；大多遇寒加重，得热则减。

关节功能障碍
晚期因严重骨质破坏可导致关节僵直、畸形，产生功能障碍。

类风湿性关节炎的舌象表现

　　本病在中医学中，属"痹证"的范畴，舌质颜色偏红，有湿、寒、热、瘀之分。

湿热阻络

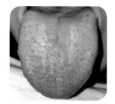

舌质红，苔黄腻。

寒湿阻络

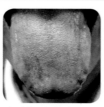

舌质偏淡或暗红，苔白腻或白滑。

寒热错杂

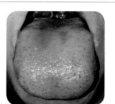

舌质稍红或边有红点，苔微黄或燥。

肝肾两虚，瘀血阻络

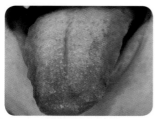

舌质红或偏暗，多有瘀点、瘀斑，舌体瘦小，苔少。

气血虚弱，瘀血阻络

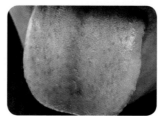

舌质淡紫，或偏红或见裂纹，或有瘀点、瘀斑，苔少或无。

类风湿性关节炎应如何调理

本病是一种易反复发作的疾病，目前还没有很好的根治方法，需长期坚持调理。

中药方

（许健）四物四藤汤：生地黄、忍冬藤、络石藤各20克，赤芍、炒白芍、当归、雷公藤各15克，青风藤30克，川芎12克。上药水煎分服，每日1剂。本方主治类风湿性关节炎。

食疗方

姜丝萝卜汤：生姜、萝卜共同加水煎煮10~15分钟，再加入红糖稍煮即可。此汤具有祛寒通气的功效。

穴位方

大杼穴可强筋健骨、除风祛邪；肾俞穴可益肾纳气、填精补髓；承山穴、委中穴可祛寒除湿、通络祛寒、活血止痛；三阴交穴可健脾利湿、活血通络。可经常按摩刺激以上穴位。

贴敷方

鹅不食草、透骨草各2500克，水泽兰5000克，生川乌250克，马钱子750克。上药共研细末，每次取药末60克，加200毫升水煮沸，取出炒5~8分钟，加入20毫升50%乙醇调匀，装入纱布袋内贴敷于压痛点处，每次约3小时。

饮食宜忌

饮食宜清淡，应多吃新鲜水果和蔬菜，如苹果、香蕉、火龙果、芒果等；还可以多吃富含钙质的食物，如虾皮、螃蟹以及坚果类的食物；避免进食辛辣刺激的食物，如辣椒、生姜、火锅、葱、蒜等，应注意戒烟戒酒。

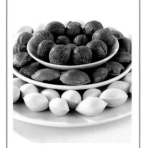

食用适量坚果可增强体质、预防疾病。

老中医提醒

○冬季清晨起床时要注意防寒，可以做一些暖身运动。

○关节疼痛时可以试试热水浴，以减轻疼痛。

○运动避免在寒冷、潮湿环境下，避免运动过量引起关节炎复发。

保持情绪，调整心态，减轻思想负担，改变固有观念。

代谢疾病

糖尿病

糖尿病，是由遗传、环境、免疫等因素引起的，以慢性高血糖及其并发症为特征的一种代谢性疾病。糖尿病的基本病理生理为相对或绝对胰岛素分泌不足或利用障碍所引起的代谢紊乱，涉及糖、蛋白质、脂肪、水及电解质等多种代谢物。

糖尿病的病因

糖尿病确切的病因及发病机制尚不十分清楚。其病因是遗传和环境因素的共同参与，主要原因是免疫介导的胰岛 β 细胞的选择性破坏。

健康小贴士
糖尿病的治疗应贯彻早期治疗、长期治疗、综合治疗及治疗措施个体化原则。

症状表现

糖尿病的典型症状可总结为"三多""一少"。

"三多"
多食、多饮、多尿。

"一少"
体重减轻，并伴随乏力、全身抵抗力降低等表现。

糖尿病的舌象表现

糖尿病患者舌质多偏红色，舌面干燥，舌苔少而薄，后期患者甚至见鲜亮绛舌，见青紫舌者多表示合并心血管病，也有身体阳气虚弱而见胖淡舌的。

燥热内盛

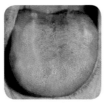

舌质红，苔黄燥。

脾虚湿滞

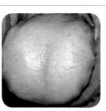

舌质淡，舌体胖嫩，苔厚腻。

水湿停聚

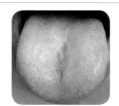

舌质淡，舌体胖，苔白而厚腻。

气血亏虚

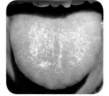

舌质淡，苔薄白或少。

瘀血阻滞

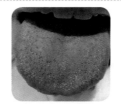

舌质暗，舌面有瘀点、瘀斑。

肾阴亏虚或肝郁气滞

舌质淡红，苔薄白。

糖尿病应如何调理

糖尿病是一种慢性终身性疾病，在中医学属"消渴"的范畴。合理的综合治疗手段可以使病情得到良好的控制，并防止和减慢并发症的发生和发展。

中药方

（祝谌予）逍遥降糖饮：柴胡8克，茯苓、香附、川芎各9克，当归、白芍、生地、枸杞子各10克，白术12克，知母30克。水煎，每日服1剂。此方有疏肝理脾、养阴清热的作用。

食疗方

三豆饮：绿豆、赤小豆、黑大豆各30克。磨粉煮成糊状服食，每日1剂。本方适用于糖尿病，证属中消，症见善饥多食、烦渴多饮者。

穴位方

主穴取关元穴、气海穴、胰俞穴（即胃脘下俞穴）、三焦俞穴、足三里穴、三阴交穴。多饮配肺俞穴，多食、消瘦配足三里穴、胃俞穴，多尿配命门穴、肾俞穴、中极穴。每天选穴按摩1~3分钟。

用药原则

常用的口服降糖药有磺胺类、双胍类等，磺胺类降糖药应在餐前30分钟服用，服药30分钟后一定要规律进食；双胍类降糖药一般应在餐前服用，若患者胃肠道不适较明显，可在餐中服用。

饮食宜忌

每日饮食中碳水化合物应占饮食总热量的50%~60%。提倡用粗制米、面和一定量杂粮；蛋白质含量一般不超过15%；脂肪约占总热量的30%，其中饱和脂肪酸不应超过总热量的10%，单不饱和脂肪酸摄入量应少于300毫克。

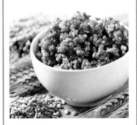

宜吃燕麦、小米、荞麦、高粱、莜麦等粗粮。

老中医提醒

○ 饮食疗法是各型糖尿病的治疗基础，是糖尿病根本的调理方法之一。

○ 吃饭时先吃副食后吃主食，可控制饥饿感。

○ 饮食习惯要慢慢调整，避免大的变动，以免引起营养不良。

提示！Tips!

糖尿病患者要注意避免低糖反应。

高脂血症

高脂血症常被称为"高血脂"，血脂是血浆或血清中脂类的总称，主要成分为胆固醇、甘油三酯、磷脂、游离脂肪酸等。人体脂肪代谢不正常，血中脂类含量超过正常值就可认定为血脂高。

▼ 症状表现

高脂血症一般没有明显不适的症状，典型症状包括黄色瘤、眼底改变等，但发生率并不高，多见于家族性高胆固醇血症患者。

典型症状	具体表现	伴随症状	具体表现
黄色瘤	眼睑周围有黄色、橘黄色或棕红色脂质沉积，质地柔软	伴随动脉粥样硬化	胸闷、胸痛、头晕等
早发性角膜环	常发生于 40 岁以下人群，位于角膜外缘，呈灰白色或白色	伴随糖尿病	多饮、多尿、多食
眼底改变	见于严重高甘油三酯血症患者	伴随肝部、脾部疾病	过多脂质沉积于肝脏、脾脏，导致肝脏、脾脏体积增大

▼ 舌象表现

此病在中医中一般归入痰湿等范畴，舌象多出现舌苔厚腻的现象。

湿热内蕴	脾虚湿盛	痰浊阻滞	气滞血瘀

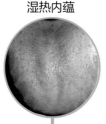

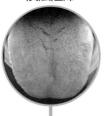

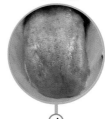

① 舌质偏红，苔黄浊腻。

② 舌质淡，舌体胖，舌边有齿痕纹，苔白浊腻。

③ 舌质淡，苔浊厚腻。

④ 舌质暗红，或有瘀点、瘀斑，苔薄白。

▼ 如何调理

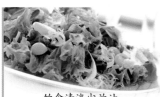

饮食清淡少放油。

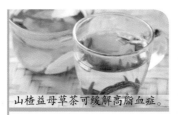

山楂益母草茶可缓解高脂血症。

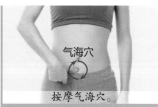

气海穴

按摩气海穴。

饮食建议

清淡饮食，多吃新鲜蔬菜、水果，如芹菜、白菜、洋葱、木耳、苹果等，并注意加强体育锻炼，控制体重。

药茶方

山楂 30 克，益母草 10 克，茶叶 5 克。用沸水冲泡，代茶水饮服，每日 1 剂。

穴位方

按摩气海穴可益肾固精；按摩脾俞穴、胃俞穴、三阴交穴可调理气血、活血通络。

单纯性甲状腺肿

俗称"大脖子病"，主要是因食物、食盐中含碘量低，机体对碘的摄入不足；或因生长、发育等原因，机体对碘的需求量增加，引起碘的绝对或相对不足，出现甲状腺激素合成障碍等病变，一般情况下不伴有甲状腺功能异常的疾病。

▼ 症状表现

多为单一的甲状腺肿大，轻重症患者的症状表现有明显的差异。

类型	具体表现	伴随症状
轻症	起病缓慢，甲状腺呈弥漫性肿大，质软，无血管杂音，无震颤，也无甲亢或甲减症状	无
重症	巨大甲状腺肿，并有大小不等的结节，呈结节性甲状腺肿，腺外可见静脉曲张	压迫巨大甲状腺肿可引起压迫症状，如咳嗽、声音嘶哑、呼吸不畅、吞咽困难，或恶心、呕吐

▼ 舌象表现

单纯性甲状腺肿患者的舌象以舌质淡，少苔较为常见。

肝郁气滞	痰气郁结	阴虚火旺	气阴两虚

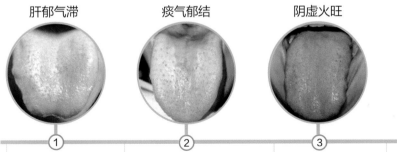
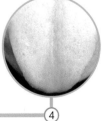

①	②	③	④
舌质淡，苔薄白。	舌质淡薄，苔黄或黄腻。	舌质红，少苔。	舌质淡，苔少无津。

▼ 如何调理

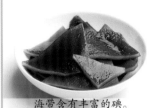

海带含有丰富的碘。

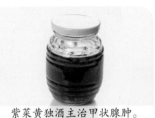

紫菜黄独酒主治甲状腺肿。

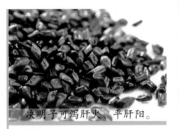

决明子可泻肝火、平肝阳。

食疗方

海带、红糖各适量。海带处理后用红糖腌拌2日，当菜食用。适用于痰气郁结型甲状腺肿。

中药方

将紫菜100克，黄独（即黄药子）50克，用60度的高粱酒500毫升，密封10天后，即可少量饮用。

药茶方

决明子25克，紫菜30克。上药水煎取汁，代茶水饮用，每日1剂。可化痰散结、清热利水。

肥胖症

　　肥胖症是一种慢性代谢性疾病。当人体进食热量多于消耗热量时，多余热量以脂肪形式储存于体内，其量超过正常生理需要量 20% 以上时便转变为肥胖症。肥胖症可能将发展为全球较常见的慢性疾病之一。

症状表现

肥胖症患者很容易辨识，症状多表现在外形上。BMI ≥ 28 则视为肥胖；BMI ≥ 32 则属于过度肥胖。

肥胖症的病因

　　本病多因遗传或平时饮食过量，喜食肥甘、醇酒厚味等，致脾胃湿热，脾运失常，精微不布，脂膏内瘀；或因脾胃虚弱，脾失健运，痰湿内聚；或因情志不畅，肝气郁结，气滞血瘀，以致痰瘀、脂膏内郁，气血壅塞而发为肥胖。

健康小贴士

肥胖者并发脑栓塞与心衰的概率比正常体重者高，应引起重视。

体型

身材显得矮胖、浑圆，脸部上窄下宽，双下颏，颈粗短，向后仰头枕部皮肤褶皱明显增厚。

其他症状

多有怕热，活动能力降低，甚至活动时有轻度气促，睡眠时打鼾，或伴有高血压、糖尿病、痛风等。

肥胖症的舌象表现

　　肥胖症患者体内多有湿热，舌体多见胖大、齿痕舌。

脾虚痰湿

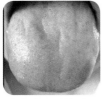

舌质淡，舌体胖，苔薄白。

胃热湿阻

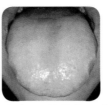

舌质红，苔微黄而腻。

阴虚内热

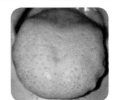

舌尖红，苔少或薄黄而干。

气滞血瘀

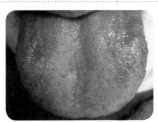

舌质紫暗或有瘀点、瘀斑，苔薄。

脾肾两虚

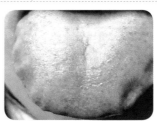

舌质淡，舌体胖或舌边有齿痕，苔薄白或白滑。

肥胖症应如何调理

引起本病的病因较为复杂，一般与遗传因素、体质因素、饮食习惯及年龄、劳逸等有密切关系。本病应多种方式共同配合进行调理。

中药方

（李振华）清消饮：荷叶、生白术各 12 克，泽泻、茯苓、草决明、薏苡仁、防己、黄芪各 15 克，陈皮 10 克。水煎服，每日 1 剂。此方具有补脾消痰的功效。

食疗方

萝卜粥：新鲜带皮萝卜 500 克，大米 100 克。将萝卜切成小块同煮成粥食用。此方适用于内热便结型肥胖症。

药茶方

车前子荷叶茶：荷叶、车前草各 15 克。上药水煎，当茶水饮服，每日 1 剂。此方适用于火热较重的单纯性肥胖症。

药茶方

三花减肥茶：玫瑰花、茉莉花、代代花、荷叶各 10 克，川芎 6 克。上药水煎，当茶水饮服，每日 1 剂，适用于脾虚而胃火亢盛型单纯性肥胖症。

饮食宜忌

宜吃富含蛋白质的食物；宜吃富含维生素、微量元素的食物；宜吃新鲜蔬菜、水果；忌高糖类食物；忌高脂肪类食物。

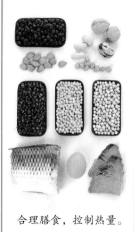

合理膳食，控制热量。

老中医提醒

o 过度肥胖可能会影响行动力，造成身体负担，导致体质下降。
o 肥胖人群易得冠心病、高血压、心血管等疾病。
o 治疗肥胖的意义并非单纯的减轻体重，更多的是希望通过保持健康的体重以改善患者健康状况，降低发生相关并发症的风险。

Tips 提示！

改变生活方式、养成健康的饮食习惯、加强体育锻炼。

痛风

　　痛风是由于人体内嘌呤的新陈代谢发生了紊乱，使尿酸的合成增加或排出减少，造成尿酸以钠盐的形式沉积在关节、软组织和肾脏中，引起组织的异物炎性反应。

痛风的病因

　　部分患者由于遗传心理疾病、血液病及肿瘤放化疗后而引起尿酸生成增加所致。劳累、着凉、季节变换、手术外伤、药物、暴饮暴食和饮酒等，以及高嘌呤饮食习惯，是诱发痛风发作的重要因素。

健康小贴士
假日欢聚饮食要节制，不要过多进食水产品等高嘌呤食物。

症状表现

症状多见趾关节疼痛、踝关节疼痛、膝关节疼痛和发热等。

疼痛

常在夜间发作的急性单关节或多关节疼痛通常是首发症状。疼痛进行性加重，呈剧痛。

体征

类似于急性感染，有肿胀、局部发热、红色及明显触痛等。反复发作造成病变关节畸形。

痛风的舌象表现

　　本病在中医中属"痹症"等病症范畴，舌象常见红色。

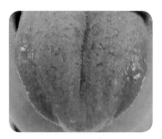

风湿热痛

舌质红，苔黄腻。

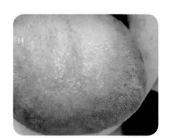

湿浊瘀痛

舌质暗红，苔白腻。

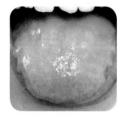

脾虚瘀浊

舌质淡红或胖嫩，苔白滑。

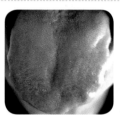

肾虚瘀浊

舌质暗红而少苔。

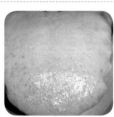

舌质淡胖，苔白腻。

痛风应如何调理

痛风目前主要还是用中药调理，中医调理痛风是以清热利湿、活血通络为原则，加之中药中所含的一些生物成分，能够促进尿酸的排泄。急性期辨证为湿热内蕴，调理以清热利湿为主要原则；缓解期辨证为瘀血阻络，调理以活血通络为主要原则。

中药方

消痛饮：当归、防风各12克，牛膝、防己、钩藤（后下）各15克，泽泻、赤芍各18克，木瓜、忍冬藤各25克，老桑枝30克，甘草5克。水煎服，每日1剂，日服2次，可清热消肿、通络止痛。

食疗方

加味萝卜汤：白萝卜250克，柏子仁30克。白萝卜洗净切丝，用植物油煸炒后，加入柏子仁及清水，同煮至熟，酌加食盐即可服食，宜常服。本方用于痛风发作时。

食疗方

桃仁粥：桃仁15克，大米160克。将桃仁捣烂如泥，加水研汁，去渣取汁，同大米一起煮粥，服食，每日1剂。此粥具有活血祛瘀、通络止痛的功效，适用于瘀血痰浊痹阻型痛风。

穴位方

按摩百会穴、合谷穴，可疏风止痛；对下肢的阳陵泉穴进行按摩，可增强肝脏解毒功能和肾脏排毒功能，从而起到缓解痛风的目的。

饮食宜忌

多饮水可以稀释尿酸加速排泄，使尿酸水平下降；多吃碱性食物，其可帮助补充钾钠氯离子，维持酸碱平衡；多吃蔬菜有利于减少嘌呤摄入量，增加维生素C，增加纤维素。避免摄入酒精、含糖饮料以及动物性高嘌呤食物。

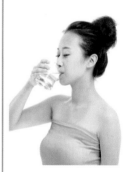

每日饮水2 000毫升。

老中医提醒

○ 要劳逸结合，保证足够的睡眠，生活也要有规律。
○ 痛风可谓百痛之首，各年龄段均可发病，多发于40岁以上的男性及绝经后的女性。
○ 痛风是一种终身性疾病，如果及早诊断并进行规范治疗，并配合医嘱调整饮食等生活习惯，大多数痛风患者可正常工作生活。
○ 应忌食豆制品、海鲜、啤酒、火锅。

提示 Tips!

患者痛风急性发作时，需注意休息，必要时可用夹板固定疼痛关节，冰敷止痛。

神经系统疾病

三叉神经痛

三叉神经痛是指在三叉神经分布区域内出现剧烈的、阵发性的、放射状撕裂样疼痛，但无感觉缺失等神经传导功能障碍的一种临床症状。本病可分原发性和继发性两种，本文介绍的是原发性三叉神经痛。

▼ 症状表现

三叉神经痛患者多在 40 岁发病，女性尤多，其发病区域右侧多于左侧。

类型	具体表现
原发性三叉神经痛	头部、面部三叉神经分布区域内，发生闪电样、刀割样、烧灼样、顽固性等难以忍受的剧烈性疼痛

▼ 舌象表现

三叉神经痛舌象因寒热不同而表现出不同颜色，寒证者舌质淡，热证者舌质红。

风寒外侵　　　　火郁不宣　　　　风热夹痰　　　　阴虚阳亢

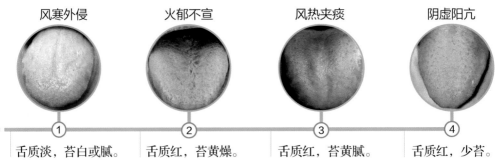

① 舌质淡，苔白或腻。　　② 舌质红，苔黄燥。　　③ 舌质红，苔黄腻。　　④ 舌质红，少苔。

▼ 如何调理

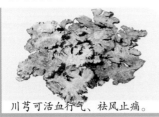

川芎可活血行气、祛风止痛。

中药方

国医大师卢芳经验：用荜茇、细辛、川芎、制草乌、苍耳子组方，可缓解感受风寒之邪引起的面痛、发热等症。

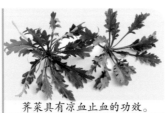

荠菜具有凉血止血的功效。

食疗方

菠菜 10 克，荠菜 30 克，加水适量熬汤，饮汤食菜，每日 1~2 次。此方适用于三叉神经痛、阴虚有热诸症者。

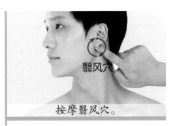

翳风穴

按摩翳风穴。

穴位方

按摩翳风穴、下关穴，可疏风清热、解痉止痛；按摩颊车穴，可消肿除烦、活血止痛；按摩阳白穴和四白穴，可减轻三叉神经痛带来的面部不适。

坐骨神经痛

坐骨神经痛并不是某一种特定的疾病，而是因神经根受到压迫引起的一种沿着坐骨神经的通路传递，由腰骶部经臀部向下肢放射至小腿，甚至足踝部的烧灼样、刀割样疼痛，以及麻木等临床症候群。

▼ 症状表现

疼痛可为阵发性或持续性，通常可由咳嗽、打喷嚏、弯腰、拉伸、下蹲、排便等动作引发。

典型症状	具体表现	伴随症状	具体表现
疼痛	由腰部、臀部或髋部向下沿坐骨神经扩散至足部，呈持续性钝痛，并发作性加剧	行动困难	疼痛严重者可伴有下肢行动困难

▼ 舌象表现

坐骨神经痛在中医中属"腰痛证"范畴。舌象淡白说明是风寒侵袭或气血两虚，舌象红说明有热，苔腻说明湿气重，血瘀者的舌象多有瘀斑。

风寒侵袭或气血两虚　　　　湿热浸淫　　　　气滞血瘀

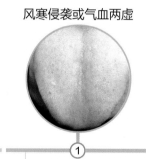

① 舌质淡，苔薄白。

② 舌质红，苔黄腻。

③ 舌质紫暗，苔少无津，舌面有瘀斑。

▼ 如何调理

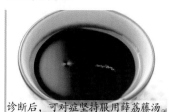

诊断后，可对症坚持服用薛荔藤汤。

中药方

薛荔藤（木馒头）60克，水煎分2次服用，每日1剂。此方可祛风除湿、活血通络、解毒消肿，主治坐骨神经痛。

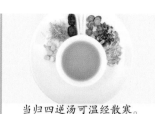

当归四逆汤可温经散寒。

中药方

以当归、桂枝、白芍、细辛、通草、甘草、大枣为组方的当归四逆汤，有温经散寒的功效，主治坐骨神经痛。

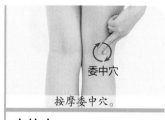

按摩委中穴。

穴位方

对阳陵泉穴、委中穴、承山穴等下肢穴位按摩，可有效缓解局部疼痛，有助于消除疼痛引发的皮肤感觉减退、肌肉萎缩等症状。

神经衰弱

神经衰弱是在长期紧张和压力下，产生以脑和躯体功能衰弱为主要特征的一种心理疾病，主要表现为精神活动减弱，更易疲劳，注意力难集中，常伴有情绪易激动、烦恼、紧张、睡眠障碍及肌肉紧张性疼痛等症状。

神经衰弱的病因

神经衰弱可能和以下因素有关：长期的紧张和高压状态下，以及各种突发生活事件、生活节奏改变等容易导致神经衰弱，如事业发展不顺利、学习不适应、经济压力过大、家庭遭遇大的变故等情况。一旦超越耐受极限，就可出现自主神经功能紊乱的症状。

健康小贴士
当情绪无法调节，并出现不能解决的心理问题或疾病先兆时，应及时求医。

症状表现
神经衰弱患者的症状表现多和精力不足相关。

衰弱症状
患者经常感到精力不足、萎靡不振、不能用脑，或脑力迟钝，肢体无力，困倦思睡。

注意力不集中
思考困难，工作效率明显减退，即使充分休息也不足以消除其疲劳感。

神经衰弱的舌象表现

在中医中，神经衰弱多与心脏相关，应多注意观察舌尖位置。

心脾两虚	心肾不交	心胆气虚
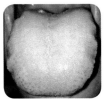	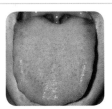	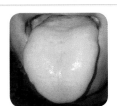
舌质淡，苔薄白或白腻。	舌质红而少津，苔薄白或少或无。	舌质淡，苔少或无。
痰热内扰	肝郁化火	痰瘀痹阻
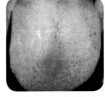	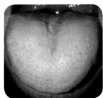	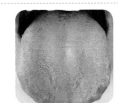
舌质暗红，苔黄腻。	舌质红，苔黄。	舌质青紫或有瘀点、瘀斑，苔白腻。

神经衰弱应如何调理

神经衰弱患者主要由心病引起，要学会自我调节，避免精神紧张，注意休息。正确面对生活中的不如意和压力，培养乐观豁达的心态。多进行体育锻炼，以增强体质，如跑步、跳健身操等。

药枕方

菊花丹芎枕：菊花 1000 克，川芎 400 克，牡丹皮、白芷各 200 克。用洁净布缝制一个空枕头，装入以上中药，睡眠时以此为枕。此方具有疏肝散郁、宁心安神的功效。

食疗方

大枣桂圆莲子粥：桂圆 5 枚，莲子肉 15 克，大枣 10 枚，大米 50 克，加水煮粥后食用。

穴位方

按摩百会穴可稳定神经系统的兴奋；按摩神门穴、气海穴、劳宫穴可起到镇静、安眠的作用。

运动调理

仰卧，脚尖前后运动 50 圈，每天反复做 20 次；左手侧平举，右手上举，左腿屈曲，用右脚支撑做下蹲动作。两腿交替进行 10 次。

饮食宜忌

宜补充一些有利于营养中枢神经系统脑细胞的食物，包括蛋白质、微量元素、维生素等，如鱼虾类海产品，含有丰富的蛋白质，鱼油中的不饱和脂肪也是大脑的营养食物。低盐饮食，不吃咸菜、榨菜等；注意饮食卫生，不吃剩饭剩菜，不吃生冷凉菜。

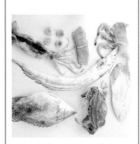

患者宜食高蛋白食物。

老中医提醒

○家属应做好疏导工作，多谈心，帮助患者积极面对生活，并对患者身体出现的不适给予耐心细致的解释，尽量不要直接谈论患者病情，否则容易刺激患者情绪。
○患者自身要保持良好的生活习惯，注意戒烟限酒，规律作息。
○适当增加甜食有助于舒缓患者的情绪。
○由于个体差异大，不存在绝对好的、快的、有效的用药。

提示 Tips!

适当减轻压力、放松心情是预防该病的关键。

头痛

头痛是很多疾病都能引起的一种自觉症状，中医学将头痛分为外感头痛、内伤头痛两大类型。外感头痛有怕风、怕冷、有汗或无汗、发热等症状；内伤头痛的原因众多，常发生于过度疲劳的时候，神经官能症及精神病也可能引起头痛。

头痛的病因

头痛既可由颅内病变以及颅外的眼、耳、鼻等局部病变所引起，也可由全身性疾病以及精神因素导致。

健康小贴士

长期坚持按摩头部，能缓解头痛，有效预防头痛的发生，还有助于延缓神经衰弱。

诊断依据

首先要分是继发性还是原发性；其次再分是器质性还是功能性。

头痛的舌象表现

头痛的病因很多，分为外感和内伤两大类。由外感引起的头痛，舌苔多为白色；由内伤引起的头痛，舌苔多为黄色。

外感头痛		
风寒 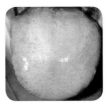 舌质淡，苔薄白。	风热 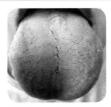 舌质红，苔白而干或薄黄。	风湿 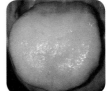 舌质淡，苔白腻。

内伤头痛		
肝阳上亢 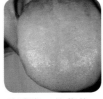 舌质淡，苔薄黄。	肝火上冲 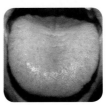 舌质红，苔黄。	气血双亏 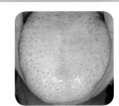 舌质淡，苔薄白。

头痛应如何调理

　　根据各种症状表现的不同，除辨别致病原因以外，尤应注意头痛时间的长短，疼痛的性质、特点及部位，以辨别外感和内伤，从而进行辨证论治。

贴敷方

止痛膏：乳香、蓖麻仁各等分，捣烂成饼，如硬币大小，用胶布贴于痛侧太阳穴。此方适用于偏头痛。

食疗方

川芎白芷鱼头汤：鳙鱼头1个，川芎3~9克，白芷6~9克。将川芎、白芷用纱布包好，与鱼头共煮汤，慢火炖至鱼头熟透，饮汤食鱼肉，每日1次，连服数日。此方可缓解气血亏虚夹外感风寒引起的头痛。

穴位方

印堂穴可宁心益智、疏风止痛；太阳穴可止痛醒脑、振奋精神；风池穴可散风息风、通关开窍；太冲穴、合谷穴、膈俞穴可疏肝理气、升清降浊、宣通气血。

运动调理

端坐，头部向上、下、左、右正转和反转各10次；俯卧，双手伸直，放在体侧，头部抬起，上仰后下落。每天临睡前做10次。

饮食宜忌

　　头痛患者饮食上要清淡，忌吃辛辣刺激、生冷的食物，头痛发作期不要吃野味食物。在日常生活中要注意尽量少吃巧克力、乳酪，少饮酒、咖啡、茶等易诱发疼痛的食物、饮品。如果头痛不见好转，建议到正规的医院进行详细的检查，根据检查结果进行相应的治疗。

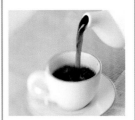

咖啡中的咖啡因会影响睡眠，应忌饮。

老中医提醒

- 慎用止痛药，避免掩盖症状。
- 营造安静的环境，保持良好的情绪。
- 注意避风寒，及时保暖，不要暴晒或淋雨，防止诱发头痛。

头痛发作时要及时就医，需要排除其他原因引起的头痛，如颅内肿瘤、感染、脑血管病等。

妇科疾病

乳腺增生症

乳腺增生症是女性常见的良性乳腺疾病。既不是肿瘤，也没有炎症性改变，是乳腺组织增生及退行性改变。

▼ 症状表现

此病常见乳腺疼痛、结节或肿块，部分合并乳头溢液。

典型症状	具体表现	伴随症状	具体表现
乳房疼痛	常为胀痛或刺痛，可累及一侧或两侧乳房，以一侧偏重多见	月经失调	本病患者可兼见月经前后不定期，量少或色淡，可伴痛经
乳房肿块	肿块形状有片块状、结节状、条索状、颗粒状等，其中以片块状为多见		

▼ 舌象表现

中医认为乳腺增生主要是肝郁气滞，情志内伤造成的，舌象一般表现为舌质淡，苔白。

肝郁气结或肝肾阴虚

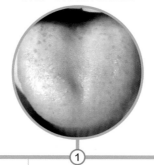

①

舌质淡，苔薄白。

痰浊凝结

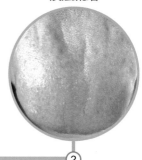

②

舌质淡，舌体胖嫩，苔白腻。

▼ 如何调理

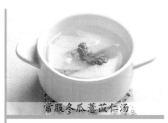

常服冬瓜薏苡仁汤。

食疗方

冬瓜 200 克，薏苡仁 30 克。加水适量，煎汤代茶水饮服，每日或隔日 1 次。

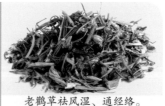

老鹳草祛风湿、通经络。

中药方

老鹳草可泡水喝，具有祛风通络、清热利湿、活血的功效，主治乳腺增生。

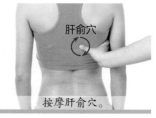

肝俞穴

按摩肝俞穴。

穴位方

肝俞穴可疏肝理气；肩井穴可宣通气血、解郁散结；合谷穴、太冲穴可疏肝养血、扶正培元。

盆腔炎

　　女性内生殖器及其周围的结缔组织和盆腔腹膜发生的炎症统称为"盆腔炎"。急性盆腔炎多为分娩、流产、宫腔内手术时消毒不严，或经期、产后不注意卫生等所致；慢性盆腔炎常为急性盆腔炎未能彻底治愈，或患者体质较差，病程迁延所致。

▼ 症状表现

　　盆腔炎的主要症状有发热、恶寒、小腹疼痛、带下多、月经不调等。

类型	具体表现
急性盆腔炎	起病急，病情重，可出现下腹疼痛、发热、寒战、头痛、食欲不振
慢性盆腔炎	起病慢，病程长。全身症状多不明显，可有低热、易感疲乏，伴下腹坠胀感、腰骶部酸痛等

▼ 舌象表现

　　本病根据其主证的不同，分别属中医学的"痛经""月经不调""带下病""产后发热"等病症范畴，多属热证、瘀证。

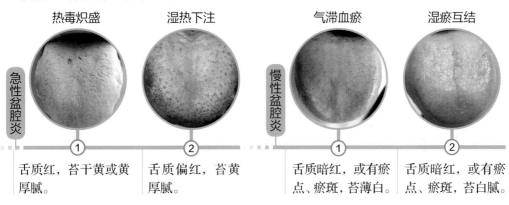

急性盆腔炎

热毒炽盛　　湿热下注

气滞血瘀　　湿瘀互结

慢性盆腔炎

① 舌质红，苔干黄或黄厚腻。

② 舌质偏红，苔黄厚腻。

① 舌质暗红，或有瘀点、瘀斑，苔薄白。

② 舌质暗红，或有瘀点、瘀斑，苔白腻。

▼ 如何调理

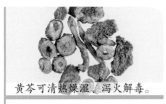

黄芩可清热燥湿、泻火解毒。

食疗方

龙胆草、黄芩、金银花组方，再加适量冰糖。此方具有清热解毒的功效。

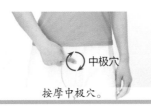

中极穴

按摩中极穴。

穴位方

取中极穴、水道穴、腰俞穴、关元俞穴、膀胱俞穴等，每日按摩，至局部微热为宜。

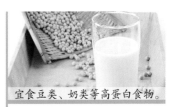

宜食豆类、奶类等高蛋白食物。

饮食宜忌

盆腔炎患者宜吃高蛋白、维生素和矿物质含量丰富的食物以及高热量易消化的食物；忌吃油炸、熏制、烧烤、生冷等食物。

月经不调

月经的周期或经量出现异常，都称为月经不调。月经不调是困扰女性的常见病。中医学认为，女子为阴柔之体，以气血为先天，月经不调与气血不和有很大关系。

月经不调的病因

维持气血调和与心、脾、肝、肾及冲任二脉关系较为密切，凡情志不舒、忧思郁怒过度、久病体虚、经产期感受风寒湿热之邪、房事不节、产育过多等均可使脏腑功能失调，冲任损伤，以致引起气血失和，而发生月经不调。

月经不调的舌象表现

中医认为月经不调主要与精血不足、肾气亏虚有关，舌色红说明是热证，舌色淡说明是虚证。

健康小贴士

情绪异常、寒冷刺激、饮食不节、节食、不良生活习惯等都会引起月经不调。

症状表现

女性的月经周期一般间隔28天左右，提前或者延后超过7天都是不正常的。

周期紊乱

提前7天以上为月经先期（连续出现2次以上），延后7天为月经后期，提前或者延后都存在的情况称为月经先后无定期。

经量变化

正常月经的量一般是在30~80毫升，若月经量比平时的经量多了1倍以上，为月经过多；比平时少了一半为月经过少。

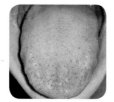
血热 舌质红，苔薄黄。多是月经先期舌象，常见于青春期女性。

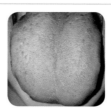
阴虚 舌质红，苔少或薄黄而干燥。多是月经先期舌象。

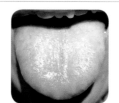
血虚或虚寒 舌质淡，苔薄白。多是月经后期舌象。

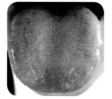
寒瘀 舌质湿润或紫暗，苔薄白。多是月经后期舌象。

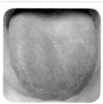
肝郁 舌质正常，苔薄白。多是月经先后无定期的舌象。

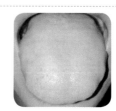
肾虚 舌质淡，苔白润。多是月经先后无定期的舌象。

月经不调应如何调理

　　月经不调主要是针对病因进行调理。如果是生活习惯、情绪等因素引起的，首先需要改善不良的生活方式，调整好情绪，再进行针对性调理；如果是疾病原因导致的月经不调，需要先治疗原发病。

中药方

生地黄、熟地黄、白芍、续断、黄芩、北沙参、麦冬、阿胶各12克，山药、制何首乌各15克，黄柏、辽五味子9克，制女贞子20克，墨旱莲24克，生甘草4克，益母草18克，上药水煎分服，每日1剂。适用于肾阴不足导致的月经量多。

食疗方

益母草鸡蛋汤：益母草50~60克，香附15克，鸡蛋2枚，加水适量同煮，后剥去蛋壳取蛋再煮片刻，去药渣，食蛋饮汤。每日1剂，连服4~5日。适用于气滞血瘀型患者。

穴位方

关元穴可培补元气；气海穴、三阴交穴可滋阴益肾、调经止带；足三里穴可温肾补阳；血海穴可调经统血、健脾化湿；公孙穴可补益下焦。

运动调理

取跪姿，右手着地，左臂伸向前方，右腿伸向后方，保持身体平衡，跷起右脚，用左手握右脚，保持15秒。左右侧交替进行。

饮食宜忌

　　月经不调患者宜吃蔬菜、肉类和补铁补血的食物；经前和经期忌食生冷寒凉之物，以免寒凝血瘀而痛经加重。月经量多者，不宜食用辛辣香燥之物，以免热迫血行，出血更甚。

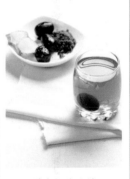

姜枣糖茶能够
补血调经、暖宫活血。

老中医提醒

○ 月经期间要注意保暖，防止寒邪侵袭。

○ 注意休息，减少疲劳，避免劳累，加强营养，增强体质。

○ 平时要防止房劳过度，经期不要进行性生活。

○ 如果是情绪因素引起的月经异常，患者需要学会自我调节，避免剧烈的情绪波动。

自月经初潮起，就应学习、了解一些卫生常识，消除恐惧及紧张心理。

闭经

闭经是指妇女应有月经，但超过一定时限仍未来潮的现象，青春前期、妊娠期、哺乳期以及绝经期后无月经者应除外。年满 18 周岁无月经初潮者，称为原发性闭经；曾有月经周期，又连续停经 3 个月以上者，为继发性闭经。

闭经的病因

现代医学认为，闭经多与生殖器官发育不良、内分泌失调以及某些疾病有关。该病在中医学属"月水不通""经闭"等范畴，多因先天禀赋不足，后天脾胃失养，肝气郁结，外感寒邪，导致气滞、血虚、血瘀，致使冲任失调、胞络受阻所致。

健康小贴士

做好病因预防，做到早发现、早治疗，如多囊卵巢综合征。

症状表现

闭经本身就是一种症状，多与其他疾病有关。

典型症状

主要表现为在 16 岁之后一直没有月经初潮，或正常月经周期建立后，有连续 6 个月或连续 3 个月经周期未见月经来潮。

伴随症状

可能伴有乳头溢液、脱发、头痛、肥胖等症状。

闭经的舌象表现

闭经患者的舌象常见淡白色，说明虚证，同时闭经多和血瘀有关系，所以舌象经常出现瘀点、瘀斑。除舌象外，还可见体质虚弱、腰酸腿软、头晕耳鸣等。

肝肾不足 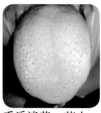 舌质淡黄，苔少。	气血虚弱 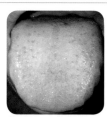 舌质淡，苔薄白。	阴虚血燥 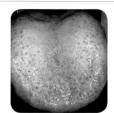 舌质红，苔少。
气滞血瘀 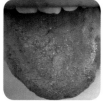 舌质紫暗，或有瘀点、瘀斑。	寒凝血瘀 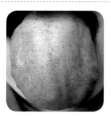 舌质淡或紫暗，或边有瘀点。	痰湿阻滞 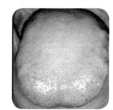 舌体胖嫩，苔腻。

闭经应如何调理

闭经多是因为血虚、肾虚、气滞、血滞、寒湿凝滞、痰湿阻滞，调理应以益气补血、祛寒除湿为原则。

中药方

滋血汤加味：人参、当归、白芍、熟地黄各12克，山药、黄芪各20克，川芎9克，紫河车粉（冲服）3克，上药水煎分服，每日1剂，主治闭经虚证。

食疗方

黑豆红花糖方：红花5克，黑大豆50克，加水适量，炖汤至黑大豆熟透，加入红糖适量溶化即成。每日饮服2次，每日1剂，可补肾活血，适用于肾虚血瘀型闭经患者。

穴位方

血海穴、三阴交穴、脾俞穴、肾俞穴等均能调节内分泌，缓解闭经，闭经患者可经常按摩上述穴位。

激素调理

若是由于卵巢功能下降而引起的闭经症状，平时可以多吃一些含雌性激素较多的食物，比如蜂王浆、豆浆等，还可以适当吃蜂蜜。也可以选取激素类的药物进行调理，如口服地屈孕酮片等药物，能够缓解闭经症状。

饮食宜忌

注意饮食有规律，这样可以很好地预防月经不调。尽量不要吃生冷、酸辣刺激性的食物；多吃新鲜蔬菜和水果；可以适当吃一些大枣、枸杞子等补血食物。另外，平时要多喝开水，保持大便通畅。

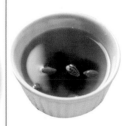

大枣枸杞茶有补气血的功效，可常喝。

老中医提醒

○ 闭经患者重在保持身心健康，遵医嘱用药，定期复诊。通过积极的基础疾病治疗，保持良好的生活习惯等可能会降低发病和复发风险。

○ 出现闭经问题之后，还可以通过饮食调理和心理调节缓解闭经情况。例如，多囊卵巢综合征引起的闭经患者要改变自己的饮食习惯，多吃清淡的蔬菜水果，尽量少熬夜；而因节食或运动引起的闭经则要加强营养，恢复标准体重，减少运动量及强度，不要过于疲劳等。

提示Tips!

若在妊娠期、哺乳期或绝经期出现闭经，属于生理性闭经，这种情况不用进行调理。

痛经

女性在行经前后或行经期间，小腹及腰部疼痛，甚至剧痛难忍，伴有面色苍白、头面冷汗淋漓、手足厥冷、恶心呕吐等，并随着月经周期发作，称为痛经。痛经可分为原发性痛经和继发性痛经。

痛经的病因

中医学认为，此病与气滞血瘀、寒湿凝滞、湿热瘀阻、气血虚弱、肝肾亏虚等原因有关。

健康小贴士
经前 3 天可以喝玫瑰花茶，此茶有活血止痛的功效。

症状表现

患者主要表现为月经来潮前或来潮时出现下腹部疼痛，有些患者的疼痛会逐渐减轻，而有的则疼痛剧烈，难以忍受。

原发性痛经

在青春期多见，通常在初潮后 1~2 年内发病。多在月经来潮后开始疼痛，较早可出现在经前 12 小时，经期第 1 天疼痛较为剧烈，有时需要卧床休息，2~3 日后缓解。

继发性痛经

月经初潮数年后出现症状，好发于生育年龄的女性，如子宫内膜异位症、子宫腺肌症等导致的。疼痛开始于月经来潮前，经期前半期较为严重，此后减轻，直到结束。

闭经的舌象表现

寒湿、虚弱等证的舌象多呈白色，体内血瘀的舌象常见有瘀点。

气滞血瘀
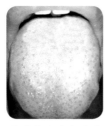
舌质暗或边有瘀点。

寒湿凝滞
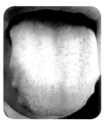
舌质暗淡，苔白腻。

湿热瘀阻
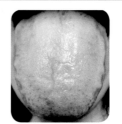
舌质红，苔黄腻。

气血虚弱
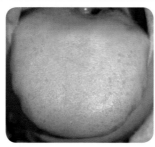
舌质淡，苔薄白。

肝肾亏虚
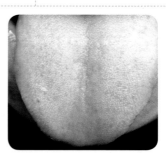
舌质淡红，苔薄。

痛经应如何调理

对于原发性痛经，月经期腹部的轻度不适可通过一些饮食、按摩等方法来缓解；当疼痛不能忍受时，可以口服药物以减轻疼痛。而对于继发性痛经患者需要同时积极治疗原发病。中医疗法可通过中药、按摩、针灸等方法来缓解痛经，具有不错的效果。

中药方

温经止痛汤：吴茱萸3克，小茴香（后下）、川芎、炙甘草各6克，桂枝、干姜各5克，当归、法半夏、延胡索各10克，白芍12克，炒香附15克，台乌药9克。水煎服，每日1剂。适用于寒凝血瘀型痛经证。

食疗方

当归冰糖膏：当归100克，冰糖500克。先将当归浓煎取汁，再与冰糖熬成稠膏食用。此方适用于血虚型痛经。

食疗方

黑豆大枣汤：黑豆100克，大枣5枚。加水煮成粥状，再加红糖20克调服，为1剂量。每次月经来潮前3日开始服用，每日1剂，连服10剂为1个疗程。本方适用于气血亏虚，胞宫失养型痛经。

穴位方

按摩肝俞穴、脾俞穴、志室穴、归来穴可活血通脉、调经止痛。按摩地机穴可健脾渗湿、调经止带。按摩关元穴可培补元气。

饮食宜忌

痛经是因为过于寒冷、瘀血导致血流不通畅。所以在饮食上多吃温热性的食物，如红糖，可活血化瘀，多喝一些热汤，吃热饭，不吃寒凉刺激性食物。多吃一些维生素高的蔬菜水果，如西红柿、橘子、樱桃等。忌食酸涩收敛的食物，如醋、石榴、青梅等，不利于经血的畅行。

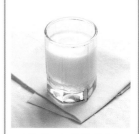

睡前喝一杯热蜂蜜牛奶，可缓解疼痛。

老中医提醒

○ 加强营养，合理休息，保证充足的睡眠。
○ 若长期处于不良心理的刺激下，易造成气机紊乱、血行不畅而诱发痛经。
○ 应避免不洁性生活，注意避孕，尽量避免宫腔操作。
○ 应定期进行妇科检查，早期发现疾病，尽早治疗。

Tips 提示！

注意经期卫生、加强锻炼、定期体检可预防痛经。

男科疾病

前列腺炎

　　中医认为，前列腺炎的发病跟下焦的湿、热、寒有密切的关系。此外，前列腺炎跟"瘀"也有关，久站久坐、抑郁、生气等都可能导致气血瘀滞，进而引发前列腺炎。本病可分为急性细菌性前列腺炎和慢性前列腺炎。

▼ 症状表现

　　急性期多发病突然，表现为急性疼痛，伴随异常排尿及发热，慢性期症状较多且比较复杂。

类型	具体表现
急性细菌性前列腺炎	突然发热、寒战、乏力、恶心、呕吐，尿频、尿急、尿道灼痛等，会阴或耻骨区域有压痛感，直肠胀满、便急或排便不畅，大便时尿道滴白
慢性前列腺炎	多表现为骨盆区域疼痛、尿频、尿痛、尿道分泌物异常、性功能障碍、精神心理障碍等症状

▼ 舌象表现

　　中医认为前列腺炎是湿热下注、气滞血瘀、肝肾阴虚、肾阳亏虚等引起的，舌象多见红色。

湿热下注	气滞血瘀	肝肾阴虚	肾阳亏虚
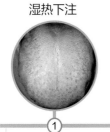		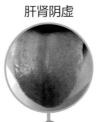	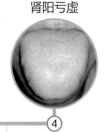
①	②	③	④
舌质红，苔薄黄或黄腻。	舌质紫暗，或有瘀点、瘀斑，苔白。	舌质红，苔少或无苔。	舌质淡，苔薄白。

▼ 如何调理

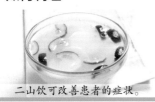
二山饮可改善患者的症状。

食疗方
去皮怀山药50克，生山楂100克。将二者洗净用水煎煮，去渣取汁代茶饮用。

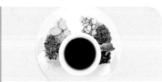
具体用量用法应咨询专业医生。

中药方
中药八正散可清热解毒、利湿通淋，适用于湿热下注型前列腺炎。

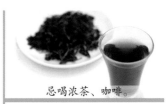
忌喝浓茶、咖啡。

饮食禁忌
避免喝刺激性的饮品，如浓茶、咖啡、白酒等，防止湿热内生于生殖器官。

前列腺增生

前列腺增生，又称"前列腺肥大症"，大多发生在 50~70 岁，是 50 岁以上男性膀胱出口部梗阻的较常见原因之一，由于腺体增生而引起尿路梗阻，以致影响了膀胱、输尿管和肾脏的功能。

▼ 症状表现

此病一般表现为尿频、尿急、尿痛、性欲减退、阳痿、早泄，还可伴有头晕、头痛、失眠等症状。

典型症状	具体表现	伴随症状	具体表现
尿频	患者的症状较早表现为夜间尿频，随后白天也会出现尿频	乏力、恶心	长期梗阻可导致乏力、嗜睡、恶心、呕吐等尿毒症症状
排尿困难	进行性排尿困难为该病的明显特点，症状可分为梗阻和刺激两类		
血尿	前列腺黏膜上毛细血管充血及小血管扩张，并受到膀胱充盈、收缩的牵拉而破裂出血。合并膀胱肿瘤时也会出现血尿		

▼ 舌象表现

湿热下注

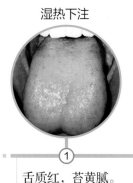

①

舌质红，苔黄腻。

中气不足

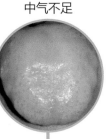

②

舌质淡，苔薄白。

肾阳虚衰

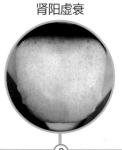

③

舌质淡，苔白腻。

尿路瘀阻

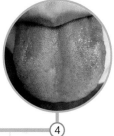

④

舌质紫暗，或有瘀点、瘀斑。

▼ 如何调理

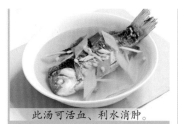

此汤可活血、利水消肿。

食疗方

生黄芪60克，鲜鲤鱼1尾(约250克)，分别处理干净，加水适量，煮至鱼熟，饮汤食肉，每日1次。此方可用来缓解前列腺增生病。

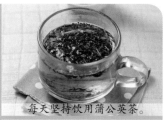

每天坚持饮用蒲公英茶。

中药方

用蒲公英泡茶，里面加一些金银花或薄荷，可以起到消炎止痛、活血消肿、清热解毒的功效。

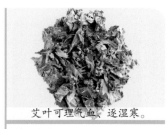

艾叶可理气血、逐湿寒。

热熨方

艾叶 60 克，石菖蒲 30 克，炒热以布包之，热熨脐部(神阙穴)，待冷却后取下。

早泄

　　早泄，又称"射精过早症"，是射精障碍的一种类型，是男性性功能障碍的自觉病症之一。一般来说，早泄是指射精发生在阴茎进入阴道之前、正当进入阴道时或进入阴道后不久。

早泄的病因

　　中医学认为早泄的发生与心、脾、肝、肾等脏腑的功能失调有密切的关系。精液的藏摄和疏泄有赖于心、肝、脾、肾等脏器的共同作用，故与肾、肝、心相关，以肾虚为本。

健康小贴士
早泄不只是心理性和阴茎局部性因素，还应考虑泌尿系统、内分泌系统及神经系统等疾病因素。

症状表现

患者在早泄后会产生苦恼、忧虑、挫折感等消极影响。

习惯性早泄

表现为性欲旺盛，阴茎勃起有力，但一触即泄，难以自控。这种情况多见于40岁以下的青年或中年人。

老年性早泄

随着年龄的增长，性功能日趋减弱。这种衰减是自然性的，45岁以后出现较多。

过度疲劳

身心疲惫，性欲降低，勉强交媾也会发生早泄。

早泄的舌象表现

　　早泄患者多与肾气不固有关，虚证多见阳虚，舌象各有不同。

肝经湿热

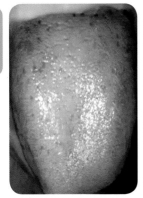

舌质红，苔黄腻。

阴虚阳亢

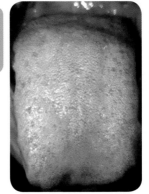

舌质红，苔少。

肾气不固或心脾虚损

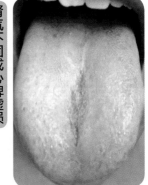

舌质淡，苔白。

早泄应如何调理

　　早泄的调理方法可以通过口服药物和改善生活方式来解决。平时一定要养成良好的生活习惯，饮食平衡，作息规律，多注意休息，保证充足的睡眠，尽量不要熬夜，适当参加一些户外体育运动，还要补充身体所需要的营养。

中药方

（局方）秘传玉锁丹：五倍子250克，茯苓60克，龙骨30克。上药共研细末，以水糊丸如梧桐子大小。每次服6克，每日服2次，此方可缓解早泄。

食疗方

芡实大米粥：芡实粉60克，大米90克。用大米煮粥，半熟时加入芡实粉，调匀成粥，当早餐食用。此粥有助于补肾涩精，适用于早泄、遗精，证属肾气虚损型者。

穴位方

神阙穴、气海穴、中极穴、关元穴、志室穴都是防治早泄的要穴；神阙穴可温阳补虚；气海穴、中极穴可温补肾阳；志室穴、关元穴可滋补肾阴、平抑虚阳。

药酒方

枸杞子60克，白酒500毫升。将枸杞子洗净，泡入酒中密封浸泡7日以上即成。每晚睡前饮1小盅（约15毫升），可补虚益精，适用于遗精、早泄，证属阴阳两虚型者。

饮食宜忌

　　早泄患者可以吃一些温肾壮阳或滋补肾阴的食物，如羊肉、动物肾脏、虾仁、胡桃肉等，以及芡实、韭菜、枸杞子等，应保持食物的多样性和营养的均衡。不可过量饮用酒、浓茶、咖啡等饮品，平时应少食辛辣、刺激、温燥过度以及生冷的食品。

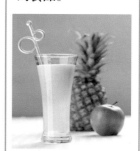

养成健康的饮食习惯对疾病的恢复很有帮助。

老中医提醒

○ 长期久坐的男性早泄发病率高，尽量劳逸结合，坐得时间久了要起来活动一下。
○ 不宜轻率地滥服"壮阳药"。
○ 避免色情放纵，情思过度，克服过度手淫的不良习惯，做到房事有节，起居有常。

Tips 提示！
注意个人卫生，避免前列腺炎的发生。

遗精

遗精是指在非性活动时精液自行泄出的一种症状。此病又有梦遗和滑精之分，有梦而遗精的，称为"梦遗"；无梦而遗精，甚至清醒时精液自流的，称为"滑精"。

遗精的病因

该病在中医学属"失精""遗精""精时自下"等范畴。中医学认为本病的发生，多是阴虚火旺、肾虚不固、劳伤心脾、湿热下注等扰动精室导致。

健康小贴士

轻度遗精者，在思想上不要"背包袱"，平时要多运动，坚持有规律的生活，很多患者是可以自愈的。

遗精的舌象表现

遗精根据病因的不同可分为肾气虚损、阴虚火旺、心脾两虚、湿热下注等多种类型。

症状表现

频繁过多的遗精，会给身体带来一定的伤害，如引发头晕耳鸣、精神萎靡、失眠多梦等，严重的可能导致性功能障碍、不育。

遗精频率高

1~2周1次到4~5周1次不等，均属正常。若1周内有几次或一夜几次遗精属病理现象。

其他症状

遗精频繁者，可伴有头晕、耳鸣、神疲乏力、腰酸腿软等症状。

肾气虚损，精关不固

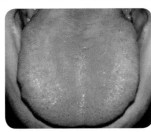

舌质红，苔少。

阴虚火旺，心肾不交

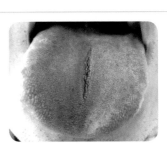

舌质红，苔薄。

心脾劳伤，气不摄精

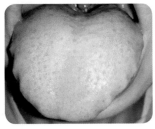

舌质淡，苔薄。

湿热下注，痰火内蕴

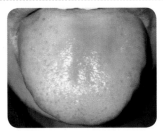

舌质淡红，苔黄腻。

遗精应如何调理

中医认为遗精的主要病机有两种：第一种为肾虚封藏不固，第二种为精室受扰。一个为虚证，另一个为实证或虚实夹杂证。本病调理应以清心安神、滋阴清热为主要原则。

中药方

二参汤：玄参、沙参各 30 克，麦冬、锁阳各 15 克。上药水煎分服，每日 1 剂。此方主治遗精日久，证属阴精亏损型者。

食疗方

山药茱萸粥：怀山药 30~60 克，山茱萸 15~20 克，大米 100 克。将山药与山茱萸煎取浓汁，分作 2 份与大米煮粥，日服 1~2 次，每日 1 剂。此粥适用于遗精，证属阴虚火旺、心肾不交型者。

穴位方

肾俞穴、涌泉穴可益肾助阳、培补元气；关元穴可清热利湿、导赤通淋；足三里穴、膀胱俞穴、中极穴可清热利湿、益肾兴阳。可经常按摩刺激以上穴位。

深蹲法

两脚平放于地面，打开与肩同宽，然后下蹲，蹲到臀部低于膝盖，大腿约平行于地面，保持姿势 15 秒钟，站起时用脚跟发力。

饮食宜忌

饮食宜清淡，宜吃易消化、不温不燥的滋补食物，如猪瘦肉、猪肝、兔肉、鸡肉、羊肉等；多吃新鲜蔬菜，如青菜、黄瓜、豆芽；多吃新鲜水果，如苹果、雪梨、哈密瓜、葡萄等；少吃性寒的食物。

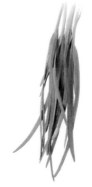

韭菜适用于遗精患者。

老中医提醒

○ 遗精多与早泄有直接关系，应多参考早泄的治疗方法。

○ 应告诉青少年，偶然的遗精现象是生理性的正常现象，不必过于恐慌。

○ 遗精后不要受凉，更不要用冷水洗涤，以防寒邪乘虚而入。

Tips 提示！

不看色情书画、视频、电影、电视，戒除手淫。

阳痿

阳痿是指男性阴茎不能勃起进行性交，或阴茎虽能勃起，但不能维持足够的硬度完成性交，或性交过程中出现过早射精的现象。

阳痿的病因

中医学认为，阴茎生于前阴，为宗筋所聚。阴茎的勃起是由一系列脏腑、经络及气血津液相互协调作用的结果。现代医学认为，阴茎的勃起是一个比较复杂的心理、生理过程，需要诸多因素的协调与配合，如正常的激素分泌、健全的神经反射等。

健康小贴士
睡觉前可以搓热手掌摩揉小腹5分钟，需长期坚持。

症状表现

患者可能表现为性欲障碍、阴茎勃起障碍、性交障碍、早泄等。

勃起困难
男性在性交开始阶段勃起缓慢或者难以勃起。有时虽然勃起了，但勃起的硬度不够而造成插入困难或者根本不能插入阴道。

阳痿的舌象表现

中医认为本病与心、脾、肝、肾四脏失调有关，通常舌苔多见白色，舌质较淡。

肝气郁结
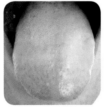
舌质偏暗或正常，苔薄白。

肝经湿热
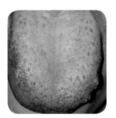
舌质红，苔黄腻。

心脾两虚或肾阳衰微
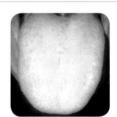
舌质淡，苔薄白。

阴虚火旺
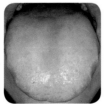
舌质嫩红，苔薄黄。

瘀血阻络
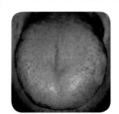
舌质暗或有瘀点、瘀斑。

寒滞肝脉
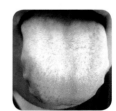
舌质暗淡，苔白腻。

阳痿应如何调理

严格地讲，阳痿只是一个症状，引起这一症状的原因比较多。因此，治疗阳痿的方法也因人而异。总体的治疗原则是治疗基础疾病，控制影响阳痿的诱发因素，男女同治，以达到勃起功能和心理健康的全面康复。

中药方

大补阴丸加味：熟地黄、白茅根各 30 克，制龟甲（先煎）、盐黄柏、肥知母各 10 克，炒白芍 12 克，怀牛膝 15 克，肉桂（服）3 克。上药水煎分服，每日 1 剂。此方剂可滋阴泻火。

食疗方

韭菜炒虾米：韭菜 100 克，虾米 50 克，调料适量。同炒熟佐餐用，每周 3~4 次。此菜对肾阳不足型阳痿有良好的辅助治疗作用。

穴位方

命门穴可补益肾气、固涩精关；肾俞穴可益肾固精、清热利湿；关元穴可培补元气、导赤通淋；次髎穴、三阴交穴可补肾壮阳。可经常按摩刺激以上穴位。

药茶方

白茅根夏枯草茶：鲜白茅根 30 克（干者 15 克），夏枯草 15 克，红花 6 克。上药加水适量煎后，代茶水频饮，每日 1 剂。适用于肝经湿热夹瘀型阳痿者。

饮食宜忌

适宜多吃一些动物类食物，因为一些动物类食物本身含有性激素，能够促进性欲；适当摄入脂肪，如果男性摄入的脂肪含量减少，性欲也会下降；适当补充维生素和微量元素，如维生素 C 对性功能的恢复有积极的作用。不吃油腻、辛辣刺激性食物，以免影响身体消化和吸收，加重病情。

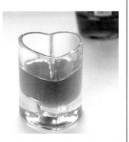

阳痿患者可适量饮用蜂蜜水。

老中医提醒

○ 大多数阳痿是由于精神因素和心理因素共同作用引起的，在日常生活中要多运动，放松身心。

○ 解除心理负担，有助于改善阳痿症状。

○ 戒烟限酒，避免过度劳累，保证充足的睡眠。

Tips 提示！ 应正视疾病，切勿因耻于开口而私下进行不规范的诊疗，应保持积极心态，与伴侣共同面对和解决问题。

运动系统疾病

颈椎病

颈椎位于头部、胸部与上肢之间，是脊柱椎骨中体积较小，但灵活性较大、活动频率较高、负重较大的节段。由于承受各种负荷、劳损，甚至外伤，很容易发生病变。颈椎病的发生与患者职业紧密相关，如经常久坐的办公室人员发病率明显高于其他人群。

颈椎病病因

本病的发病机制，大多认为与颈部慢性、长期反复劳损，头颈部外伤，颈椎或颈椎间盘慢性退行性病变、炎症（尤其是咽喉部炎症）以及畸形等诸多因素有关。

健康小贴士
颈椎病的很多发病症状与其他疾病有相似之处，所以很容易被误诊。

颈椎病的舌象表现

颈椎病属于中医的"痹症"范畴，而且很多原因都可能引起颈椎病，所以舌象的表现也根据症状随之变化。

颈肩酸痛

一般可出现颈、肩、背酸痛，僵硬，四肢麻木无力，不灵活，头晕。重者伴有恶心呕吐，卧床不起，少数患者出现眩晕、猝倒。

上肢无力

一侧肩背部有沉重感，上肢无力，手指发麻，肢体皮肤感觉减退，手握物无力，有时不自觉地握物落地。

痰瘀交阻	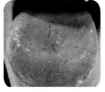	**湿火留筋**	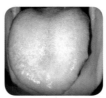	**气血不足**	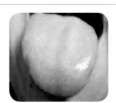
	舌质暗淡，有瘀点、瘀斑，苔白腻。		舌质淡红，苔白腻。		舌质淡，苔少或无。
阳虚痰阻	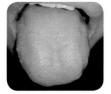	**肝肾阴虚**	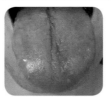	**痰火上扰**	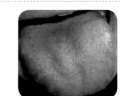
	舌质淡，舌体胖，苔白腻。		舌质红绛，苔少或无。		舌质红，苔黄腻。

颈椎病应如何调理

颈椎病的治疗原则是恢复颈椎的稳定性，其中较为关键的是颈椎正常的生理曲度。大多数颈椎病患者通过调整睡姿，适当休息以及正确的颈肩背部肌肉锻炼可控制症状发展。严重者则需要手术治疗。

中药方
（王清任）身痛逐瘀汤加减：桃仁、牛膝、红花、当归各9克，五灵脂、地龙、蜈蚣、全蝎、川芎各6克，香附、羌活、秦艽各3克。上药水煎分服，每日1剂，可活血化瘀、祛痰通络。

穴位方
秉风穴、风池穴具有通经活络的作用；天宗穴、肩井穴、肩中俞穴能活络止痛；曲池穴能缓解颈椎病所致的头痛、头晕。可经常按摩以上穴位。

热敷方
吴茱萸、盐菟丝子、莱菔子、紫苏子各60克，粗盐1000克，共炒热用布包裹后热敷于颈部，每日2次。此方具有散寒祛湿、行气活血、通络止痛的功效，适用于颈椎病患者。

运动调理
取俯卧位，两手放在身体两侧，放松。抬头挺胸，尽可能将头抬高一些，坚持一会儿放下，再抬头一会儿再放下，如此反复。此运动具有活血通络的效果。

饮食宜忌
由于颈椎病是椎体增生、骨质退化疏松等引起的疾病，所以颈椎病患者应以富含钙、蛋白质、B族维生素、维生素C和维生素E的饮食为主。酗酒及大量饮用咖啡及浓茶对于颈椎病患者的康复是不利的，患者要想康复，尽量不要酗酒，同时应减少咖啡及浓茶的饮用。

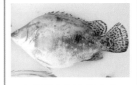

鱼类富含钙和蛋白质。

老中医提醒
○ 应该选择有利于保持脊柱平衡的床铺。
○ 在工作空闲时锻炼颈肩部肌肉，既可缓解疲劳，又能使肌肉发达、韧度增强，从而有利于颈段脊柱的稳定性，增强颈肩顺应颈部突然变化的能力。

Tips 提示！

要及早治疗颈、肩、背软组织劳损，防止其发展为颈椎病。

急性腰扭伤

因暴力或活动失调，而导致腰部肌肉、韧带、筋膜、椎间小关节损伤的，就称为"急性腰扭伤"。急性腰扭伤大多是在抬重物时或弯腰取重物时用力过猛而突然扭伤下腰部所致。

▼症状表现

急性腰扭伤后，腰部可出现崩裂样疼痛，无力支撑，患者难以起身，需人撑扶，转身、弯腰等活动倍感困难。

典型症状	具体表现
疼痛	呈持续性剧痛，次日可因局部出血、肿胀导致腰痛更为严重
活动受限	腰部不能挺直，俯、仰、扭转感觉困难，咳嗽、打喷嚏、大小便时可使疼痛加剧

▼舌象表现

本病在中医学属"闪腰""腰痛""瘀血腰痛"等范畴。出现瘀点、瘀斑说明是血瘀，舌淡色白说明是气滞。

气阻血瘀

气滞血络

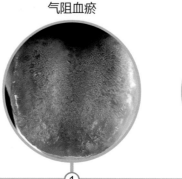
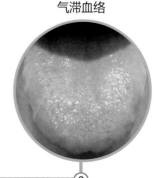

① 舌质紫暗或紫红，或有瘀点、瘀斑，苔薄或薄黄。

② 舌质淡，苔薄白。

▼如何调理

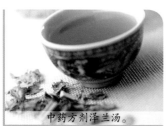
中药方剂泽兰汤。

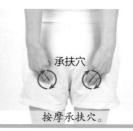
承扶穴
按摩承扶穴。

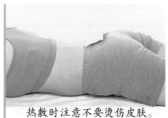
热敷时注意不要烫伤皮肤。

中药方

（程钟龄）泽兰汤加味：泽兰、当归、赤芍、苏木、桃仁、牡丹皮、怀牛膝、红花、三七、青木香组方。此方具有活血祛瘀、行气止痛的功效，主治急性腰扭伤。

穴位方

除了注意休息，还可以刺激手部的腰痛点，按摩下肢的承扶穴、委中穴等，有助于局部受伤组织的恢复。

热敷法

用炒热的盐或沙子包在布袋里，热敷扭伤处，每次半小时，早晚各1次。

股骨头缺血性坏死

股骨头缺血性坏死，是指由于多种原因造成股骨头邻近关节面组织的血液供应被破坏，从而引起股骨头坏死。

▼症状表现

症状主要表现为疼痛、关节僵硬与活动受限。

典型症状	具体表现
疼痛	多为针刺样、钝痛或酸痛不适等，常向腹股沟区、大腿内侧、臀后侧和膝内侧放射，并有麻木感
关节僵硬	髋关节屈伸不利、下蹲困难、不能久站，外展、外旋活动受限明显

▼舌象表现

中医学认为此症与气血瘀滞、肝肾亏虚、湿热痰瘀、肝火留筋等因素有关，舌象变化较多。

气血瘀滞　　　　肝肾亏虚　　　　湿热痰瘀　　　　肝火留筋

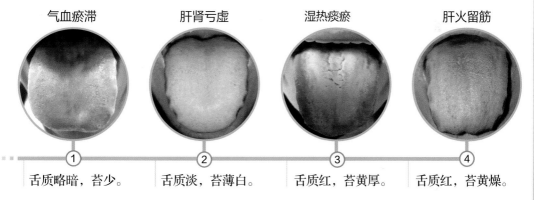

① 舌质略暗，苔少。　　② 舌质淡，苔薄白。　　③ 舌质红，苔黄厚。　　④ 舌质红，苔黄燥。

▼如何调理

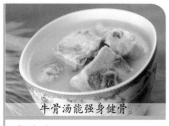

牛骨汤能强身健骨。

食疗方

牛骨 1500 克，党参 30 克，怀牛膝、胡桃各 60 克，大枣 10 枚，生姜 4 片。所有食材加水煮熟调味即可，此汤具有补益脾肾、强身健骨的功效。

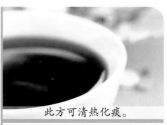

此方可清热化痰。

中药方

（李三文）健髋汤：熟地 20 克，鹿角胶（烊化）、川牛膝、地龙、黄芪各 10 克，骨碎补、续断各 15 克，蜈蚣 2 条（研冲服）。水煎服，每日 1 剂。

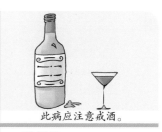

此病应注意戒酒。

日常养护

不论是采用非手术疗法，还是手术疗法，都要排除致病因素，如停止激素治疗、饮酒或放疗等。

腰椎间盘突出症

腰椎间盘突出症，简称"腰突症"，是一种由于腰椎间盘发生退行性病变之后，在外力的作用下，脊椎内外平衡失调，纤维环破裂，髓核突出，刺激或压迫了神经根、血管或脊椎等组织，从而产生腰痛，且伴有坐骨神经放射性疼痛等症状为特征的疾病。

腰突症的病因

该病多以慢性劳损，或跌仆、闪挫扭伤经脉，或风寒湿等外邪侵袭为诱因，以肝肾亏损，筋脉失养为根本病因，由于腰腿部经脉气血阻滞，气滞血瘀，络脉阻塞而致病。

健康小贴士

站立或坐姿都要正确。脊柱不正，会造成椎间盘受力不均匀，是造成腰椎间盘突出的隐性因素。

腰突症的舌象表现

中医诊断腰痛的患者，需要查看患者的舌象，在分析患者舌象基础上进行辨证分型。

症状表现

主要症状表现为腰痛、下肢放射痛、马尾神经症状等。

腰痛

持续性腰背部钝痛为多见，平卧位减轻，站立则加剧，在一般情况下可以忍受，并容许腰部适度活动及慢步行走，主要是机械压迫所致。

肢体麻木

脊神经根内的本体感觉和触觉纤维受刺激之故。其范围与部位取决于受累神经根序列数。

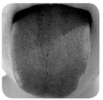 风湿痹阻

舌质淡红或暗红，苔薄白或白腻。

 寒湿痹阻

舌质淡胖，苔白腻。

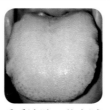 气滞血瘀

舌质紫暗，或有瘀点、瘀斑，苔薄白或薄黄。

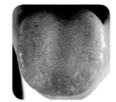 湿热痹阻

舌质红，苔黄腻。

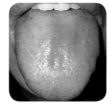 肾阳虚衰

舌质淡而胖嫩，苔白滑。

 肝肾阴虚

舌质红而少津，苔少。

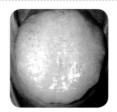

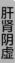

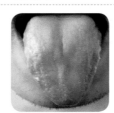

腰突症应如何调理

本病治疗时宜采用腰部推拿复位手法，并配合热敷、理疗、针灸等；用药可服用活血化瘀、舒筋通络之剂，恢复期可服补肾壮筋药。

中药方

温肾壮阳汤：熟附子（先煎）、骨碎补、巴戟天、炒白术各15克，仙茅18克，盐杜仲24克，生黄芪30克，乌梢蛇20克，血竭（冲服）6克，桂枝9克。上药水煎分服，每日1剂。适用于肾阳虚衰型腰突症。

饮食护理

尽量不要吃高油高盐食物，平时的饮食多吃一些含钙量高的食物，如牛奶、奶制品、虾皮、海带、芝麻酱、豆制品等，经常吃，有利于钙的补充，注意营养结构。

食疗方

茴香煨猪腰：茴香15克，猪腰1个。将猪腰对半切开，剔去筋膜，然后与茴香共置锅内加水煨熟。趁热吃猪腰，用黄酒送服。

穴位方

环跳穴是"办公室一族"的保健穴位。取环跳穴按摩，能够缓解坐骨神经痛以及腰椎间盘突出等腰骶骼关节病患。

饮食宜忌

食物应多样化，避免偏食，保证营养均衡。多吃含钙丰富的食物，如奶及奶制品、大豆及其制品、虾、海带等；多吃新鲜的水果、蔬菜；适当补充动物肝脏、维生素和铁，可以促进钙的吸收；忌吃辛辣刺激性食物；少吃油炸类食物。

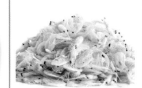

虾富含钙和蛋白质，腰突症患者宜多食。

老中医提醒

- 保持良好的生活习惯，防止腰腿受凉，防止过度劳累。
- 锻炼时压腿弯腰的幅度不要太大，否则不但达不到预期目的，还会造成腰椎间盘突出。
- 睡觉时的床不宜太软。

提示！Tips!

正确的姿势应该"站如松，坐如钟"，胸部挺起，腰部平直。

骨质疏松症

骨质疏松症是一种以骨量减少、骨组织显微结构受损，继而引起骨骼脆性增加和骨折危险性增高的系统性骨骼疾病。临床以腰背疼痛、身长缩短、驼背，甚则骨折为主要表现。

骨质疏松症的病因

除原发性骨质疏松症，一般多因内分泌疾病、各种原因所致的躯体失用、某些遗传性结缔组织病、营养不良等引起破骨细胞活性增强或成骨能力减弱，导致骨吸收的速度快于骨形成的速度，最终骨量减少，而发生骨质疏松。

健康小贴士

多数骨质疏松症患者无明显症状，应定期检查身体，并保持每日足够的钙量吸收。

症状表现

多数患者有疼痛，主要为多发性和全身性疼痛。

疼痛

多数患者有腰背酸疼，肩背部、颈部或腕、踝部疼痛。患者不易说清引起疼痛的原因。

骨折

骨折是退行性骨质疏松症较常见和较严重的并发症。

其他症状

长期疼痛后，多出现身长缩短、驼背的症状。

骨质疏松症的舌象表现

骨质疏松症主要是由于内伤所引起，在中医理论当中多数归结为"虚痹"的范畴。要注意舌体胖大，舌质淡等舌象表现。

肾阳虚损

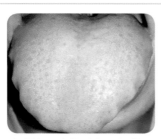

舌质淡，舌体胖大，苔薄。

肾阴亏损

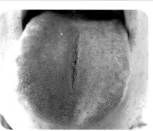

舌质红，少津，苔少。

脾虚血少

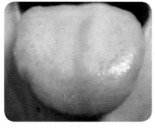

舌质淡，苔少或无。

气滞血瘀

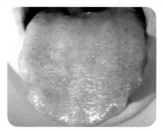

舌质暗淡或有瘀点、瘀斑。

骨质疏松症应如何调理

　　中医把骨质疏松症归属"骨痿""骨枯""骨痹"范畴，认为其发病机理为肾虚及脾虚，故针对病因宜采用补肾壮骨、益气健脾的调理原则。

中药方

右归丸：熟地黄 24 克，山茱萸、怀山药、枸杞子、盐菟丝子、炮附子（先煎）、盐杜仲各 12 克，肉桂（服）3 克，鹿角胶（焊化）15 克。上药水煎分服，每日 1 剂。可强筋健骨。

食疗方

归姜羊肉汤：当归 30 克，生姜 15 克，羊肉 150 克，加水适量，煮至羊肉熟烂即可服食，每日 1 剂。此方适用于骨质疏松症，证属脾肾阳虚型的患者。

食疗方

黄豆枇杷鸡、豆腐鸡蛋虾皮汤、猪血瘦肉豆腐汤等均适合脾虚血少者。

热敷方

威灵仙、川乌、草乌、透骨草、续断、狗脊各 100 克，红花、川椒各 60 克。上药共研细末。每次取药末 50~100 克，用白醋调匀后装入布袋，热敷于患处，每次 30 分钟，每日 1 次。可缓解骨质疏松症。

饮食宜忌

　　注意补充钙和蛋白质，每天摄入牛奶 300 毫升，多吃深绿色蔬菜、三文鱼或沙丁鱼、豆制品等；忌吃油腻难消化食物；忌吃油炸、熏制、烧烤、生冷、刺激性食物；忌吃高盐高脂肪食物。

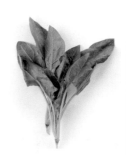

绿叶蔬菜如菠菜、青菜等含钙量较高。

老中医提醒

- 老年人补钙过量，不但无益反而有害，因此要学会科学补钙。
- 保证充足的日照，每天晒 15~30 分钟太阳。
- 适当运动，循序渐进，以提高机体的敏捷度、力量和平衡感。

健康的生活方式、均衡的膳食、充足的日照、规律的运动有助于骨骼的健壮。

风湿性关节炎

风湿性关节炎是人体因感受风、寒、湿邪而发生的慢性反复发作的关节炎性疾病。

▼症状表现

受累关节以大关节为主,开始侵及下肢关节者占85%,膝和踝关节较为常见,其次为肩、肘和腕,手和足的小关节少见。

典型症状	具体表现	前驱症状	具体表现
红、肿、热、痛	关节局部炎症明显,表现有红、肿、热、痛、压痛及活动受限,持续时间不长,常在数日内自行消退	发热、咽痛、心慌	一般出现在典型症状前1~6周,常有咽喉炎或扁桃体炎等症状表现

▼舌象表现

风湿病患者出现关节肿胀时,不可只知利水除湿,应结合舌象区别对待。

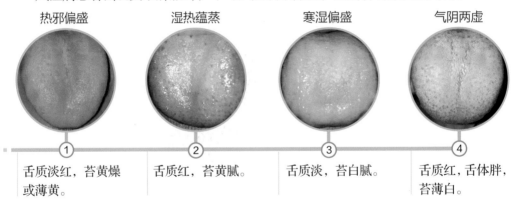

热邪偏盛	湿热蕴蒸	寒湿偏盛	气阴两虚
①	②	③	④
舌质淡红,苔黄燥或薄黄。	舌质红,苔黄腻。	舌质淡,苔白腻。	舌质红,舌体胖,苔薄白。

▼如何调理

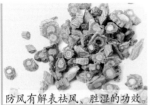

防风有解表祛风、胜湿的功效。

中药方

《症因脉治》中有一道防风汤加味:北防风、嫩桂枝、粉葛根、全当归、白茯苓、干姜、炙甘草、大枣组方。此方主治风湿性关节炎。

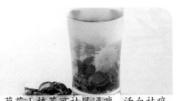

菊花山楂茶可祛风通痹、活血祛瘀。

食疗方

生山楂片20克,白菊花3克,决明子15克。用沸水冲泡,加盖闷30分钟。代茶饮用,连服1个月。此茶适用于风湿性关节炎。

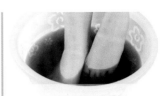

坚持足浴可活血通络、祛风除湿。

足浴方

羌活、防风、地鳖虫、川芎、木瓜、炒艾叶、五加皮、地龙、当归、伸筋草各30克。水煎取汁足浴,每次浸泡20~30分钟,每日足浴2次,连续坚持3日。